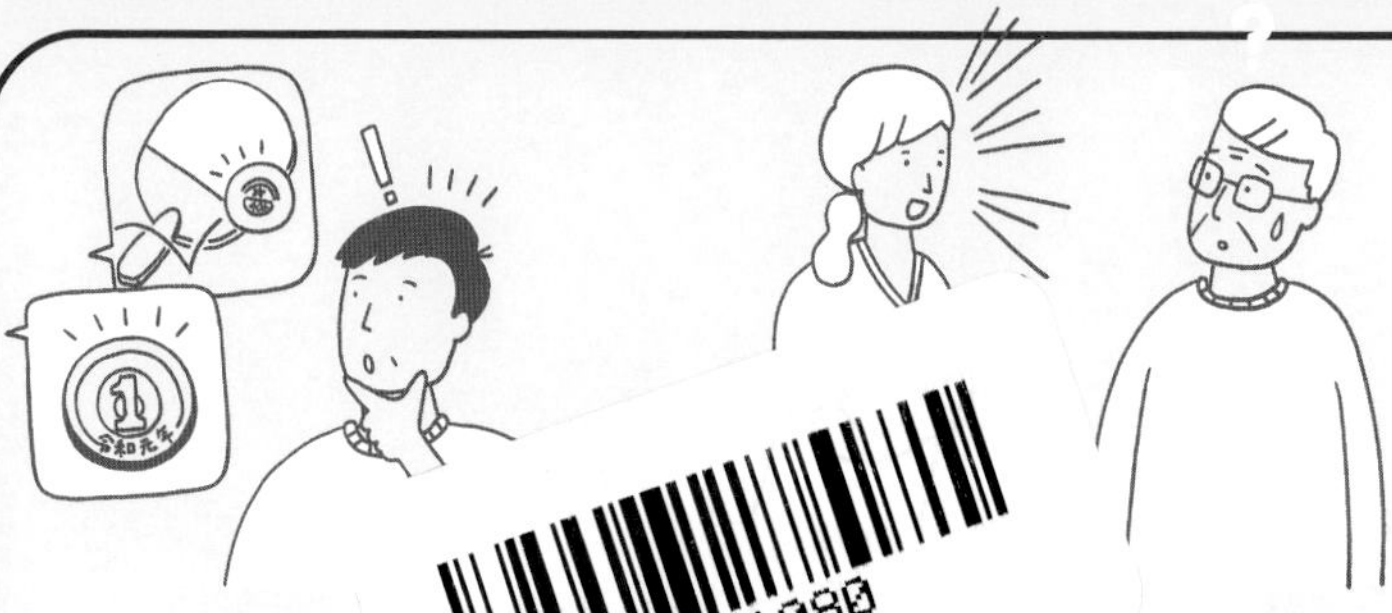

「わかりづらい」のは
あなたのせいだった!?

患者指導・保健指導
説明10か条

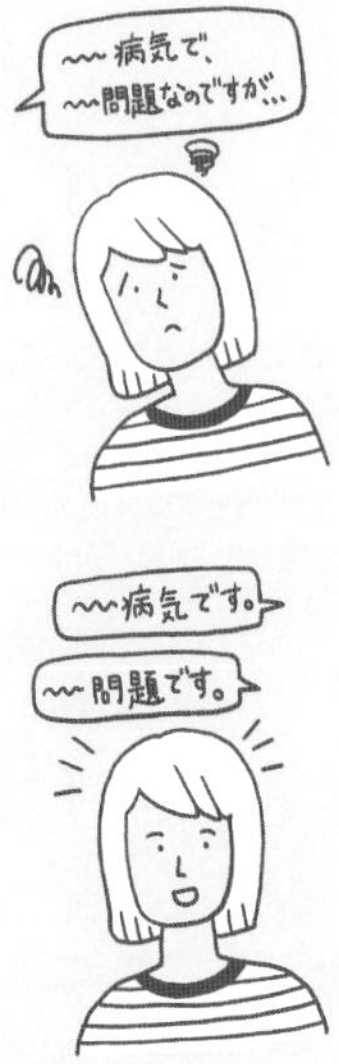
〜〜病気で、
〜〜問題なのですが…
〜〜病気です。
〜〜問題です。

松本千明

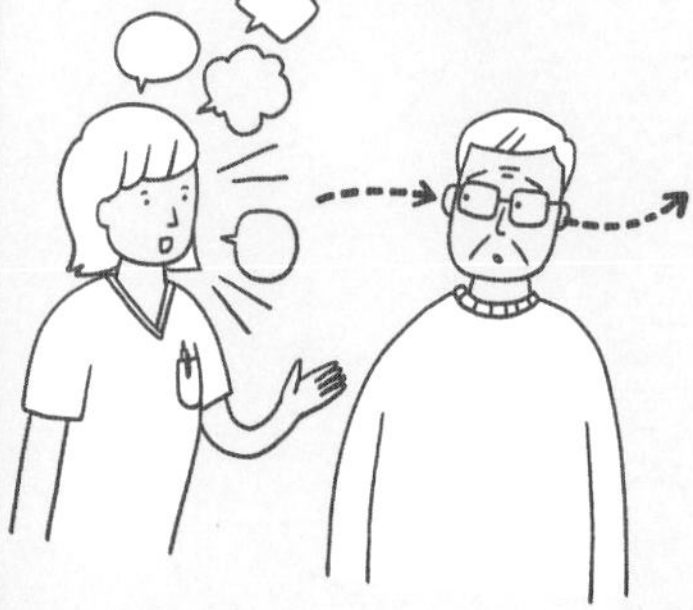

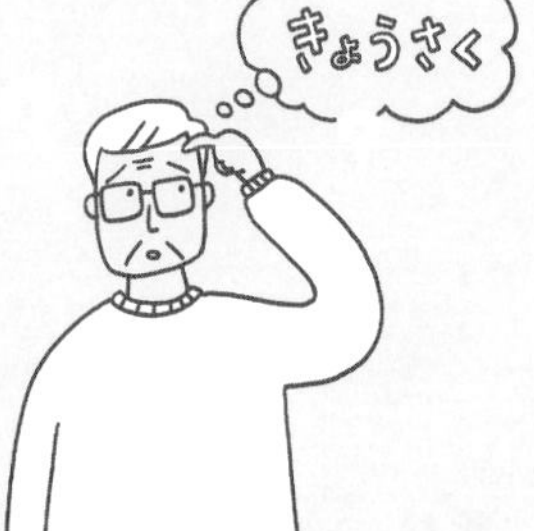
きょうさく

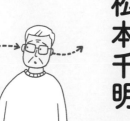

「わかりづらい」のはあなたのせいだった!?

患者指導・保健指導　説明10か条

はじめに

医療と保健の現場で、退院指導や療養指導などの患者指導や、健診後の保健指導を行っているあなたは、患者や保健指導の対象者（以下、「対象者」と表記します）にさまざまな説明をするでしょう。

説明する事柄は、ある病気の原因や病態から、治療や予防の方法（食事や運動、薬）、禁煙についてなど、広い範囲にわたります。

あなたは、説明を受けている患者や対象者が、実は、あなたの説明をわかりづらいと感じ、困っているかもしれないと考えたことはありますか？

もちろん、あなたはできるだけわかりやすく説明するように心がけていると思います。しかし、説明を受けている患者や対象者が、あなたの説明を「わかりやすい」と感じているかどうかはわかりません。

医療と保健の現場であなたが患者や対象者にする説明は、彼らにとって、自分の健康にかかわる非常に重要なものです。もしも、その説明がわかりにくければ、患者や対象者は不安や不満を感じるだけでなく、自分の病気を正しく理解できなかったり、治療やセルフケアに必要な行動を起こせなかったりする可能性もあります。すなわち、患者や対象者が大きな不利益を被ることになるのです。

そうならないためにも、患者指導や保健指導を行うあなたにとって、患者や対象者にわかりやすく説明するスキルは、必要不可欠です。

ビジネスの分野では説明に関する本がたくさん出版されていますが、医療・保健分野で説明術に焦点を絞った本はありません。そこで本書では、患者や対象者にわかりやすく説明するためのポイントを10個厳選し、具体的に説明方法を示しました。みなさんがすぐに実践できるように、指導場面の説明例もたくさん載せてあります。

本書によってあなたの説明スキルがアップし、患者や対象者に「わかりやすい説明だ」と思ってもらえるようになることを願っています。

2023年2月

松本　千明

PART 1

説明について、知っておいてもらいたいこと

1

何のために説明するのか？

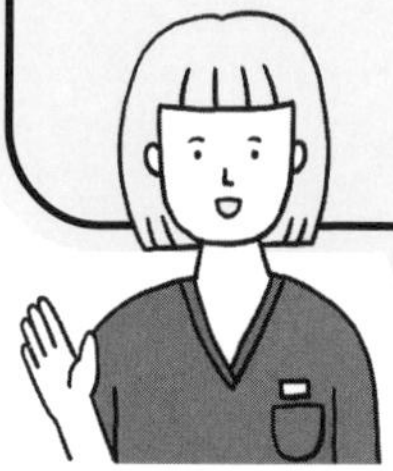

本書のテーマは、〝患者や対象者にわかりやすく説明するための方法〟ですが、まず、「何のために説明するのか」について考えたいと思います。

「そんなことを考える必要があるの？」と思われた人もいるかもしれません。

しかし、〝何のために〟説明するのかということは、わかりやすく説明するうえで忘れてはならない、いちばん大事なことなのです。

〝説明する〟とはどういうことでしょうか。広辞苑をひも解くと、このような記載があります。

【説明】①事柄の内容や意味を、よく分かるようにときあかすこと。[1]

〃よく分かるように〃という部分が重要です。「患者指導や保健指導では、何のために説明するのか？」それは、**患者や対象者によく理解してもらうため**[2]です。

ですから、あなたから患者指導や保健指導で説明を受けた患者や対象者が、「よく理解できた」と感じてはじめて、あなたは説明の目的を果たしたことになります。

逆に、説明を受けた患者や対象者が「よく理解できなかった」と感じたら、あなたの説明は目的を果たしていないということです。

患者指導や保健指導での説明は、患者や対象者にただ〃伝える〃だけでは不十分なのです。

どんなに一生懸命説明をしても、**患者や対象者が説明をきちんと理解できなければ、「伝えたけれども、伝わらなかった」ということになります。**

〝伝える〟と〝伝わる〟は違います。

「ちゃんと説明したはずなんだけど……」

あなたが説明をしたということと、その説明を患者や対象者がきちんと理解したかどうかは別なのです。

ところで、患者指導や保健指導で説明をする際には、判断に迷うこともあるでしょう。例えば、説明のしかたについてAとBの2つの方法があり、どちらか1つを選ばなくてはいけないような場合です。

こんなときは、AとBのどちらが説明を理解してもらうために、より役立つかで判断するのです。

説明は、患者や対象者によく理解してもらうためにするという目的がはっきりしていれば、判断に迷うことがあっても、この説明の目的に照らし合わせて判断することができます。

POINT

〝伝える〟と〝伝わる〟は違う

②

説明に必要な3つの心構え

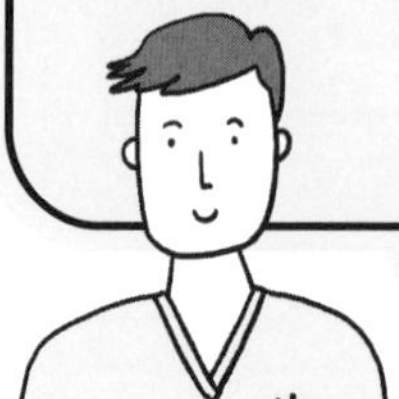

患者指導や保健指導で患者や対象者に説明をする場合は、次の〝3つの心構え〟が必要です。

①主役は患者や対象者である

説明の主役は、説明を受ける患者や対象者で、[3]説明をするあなたは、主役である患者や対象者に説明を理解してもらうためのサポート役です。

自分はサポート役だと考えてみると、主役である患者や対象者によく理解してもらうためにどう説明したらよいか、患者や対象者の立場になって考えやすくなります。そして、患者や対象者の立場になって考えることによってはじめて、相手にとってわかりやすく説明できるようになるのです。

逆に、患者指導や保健指導の説明の主役が説明をする自分であると考えてしまうと、なかなか患者や対象者の立場になって考えることはできません。そうなると、**説明が独りよがりになり、患者や対象者にとってわかりにくいものになってしまいます。**

②わかりやすさを判定するのは、患者や対象者である[2,4]

あなたがどれだけわかりやすい説明を心がけても、説明の受け手である患者や対象者が「わかりづらい」と感じれば、その説明は、わかりづらいということです[4]。

患者指導や保健指導の説明がわかりやすいかどうかを判定するのは、あくまでも説明を受ける患者や対象者なのです。

ですから、「あなたは、患者指導や保健指導でわかりやすく説明できていますか？」という問いに、「はい、できています」と答えられるのは、患者や対象者から「あなたの説明は、わかりやすい」と評価された人に限られます。

③わかりづらい説明の責任は、自分にある[2]

「これだけわかりやすく説明したのに、それでもわからないのなら、それは患者や対象者の理解力が足りないせいだ」

こう考えているうちは、説明のスキルアップはむずかしいでしょう。もしも、患者や対象者にきちんと理解してもらえなかった場合は、次のように考えてみます。

自分には、この患者や対象者にわかりやすく説明するだけのスキルが不足していた。

このように考えて、さらに、わかりやすく説明するための知識を得たり、実践や工夫を繰り返したりすることで、あなたの説明のスキルはアップしていきます。

POINT

「伝わらない」のはあなたのスキル不足！

③ 口頭での説明の3つのハンデ

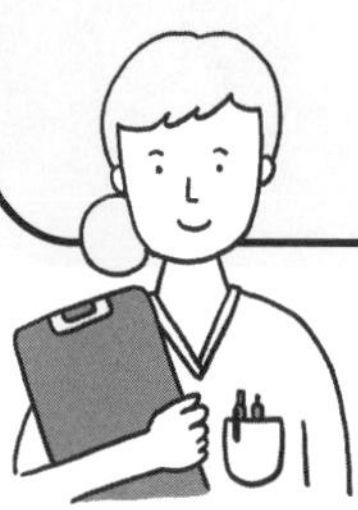

患者指導や保健指導では、口頭で説明することが多いですが、患者や対象者にとって口頭での説明は、文書（パンフレットなど）による説明に比べて、わかりやすさの点でハンデがあります。

①スピードをコントロールできない

患者や対象者は、あなたから発信される情報を脳で処理して理解する必要があります。

情報を処理して理解するスピードは人によって違います。**速いスピードで情報を処理して理解できる人もいれば、そうでない人もいます。**

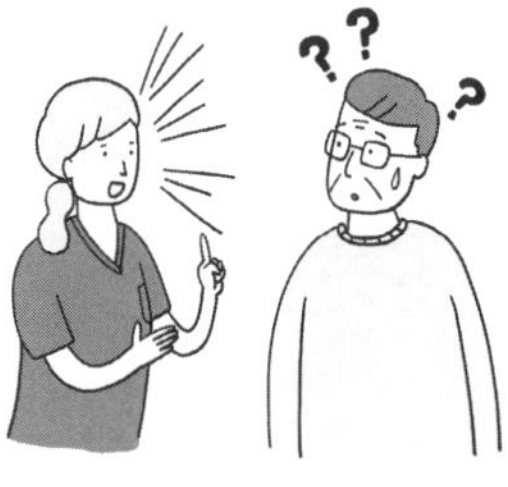

パンフレットを読む場合は、患者や対象者は自分がいちばん理解しやすいスピードで読むことができるため、説明の内容も理解しやすいです。

しかし、口頭で説明を受ける場合は、説明のスピードは話し手次第です。患者や対象者は、あなたのスピードで発信される話を聞くしかありません。説明のスピードをコントロールできないのです。

②情報がすぐに消えてしまう

パンフレットで理解できない箇所があれば、そこで立ち止まることができます。その部分を繰り返し読んで咀嚼《そしゃく》することで、内容を理解できるようになる場合もあります。

しかし、口頭での説明では、話し手が言葉を話すと同時に、音としての言葉の情報は消えてしまいます。たとえ**聞き手が理解できない箇所があっても、話がそのまま進んでしまうのです**。

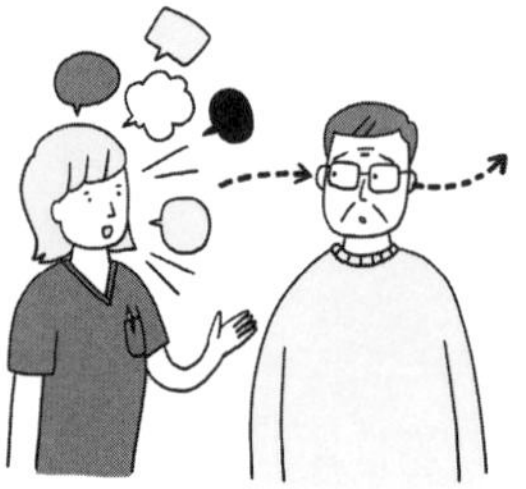

そして、新しい情報が次から次と耳に入ってきては、消えていくことになります。そ

のうち、どこが理解できなかったのかもあいまいになり、説明を見失ってしまう可能性があります。

③言葉の意味を推測できない

例えば、「狭窄《きょうさく》」という言葉を見たことも聞いたこともない人でも、その文字を見れば、何となく「狭いことに関係する言葉だろう」と推測できます。

しかし、口頭ではあなたが発声した「きょうさく」という音が耳から入ってくるだけです。音だけで言葉の意味を推測するのはむずかしいのです。

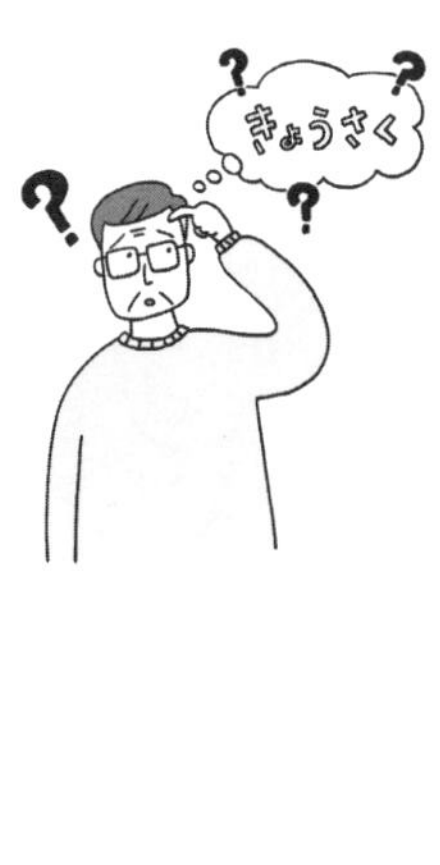

POINT

口頭での説明はハンデを乗り越える工夫が必要！

④ 説明者が陥りやすいワナ

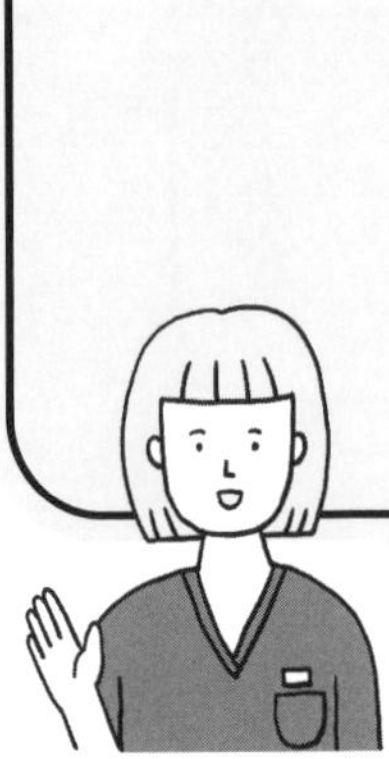

「曲当てゲーム」をやってみよう

同僚と2人で「曲当てゲーム」をやってみてください。あなたは「叩き手」、同僚Aさんは「聞き手」です。叩き手のあなたは、机を指で叩いて誰でも知っている曲のリズムを表現します。聞き手のAさんはあなたが叩くリズムを聞いて、その曲名を当てます。

おそらくあなたは、Aさんがなかなか曲を思い浮かべられない様子に、「なぜ、この曲がわからないの？」と不思議に思うでしょう。

なぜ、このようなことが起きるのでしょうか？

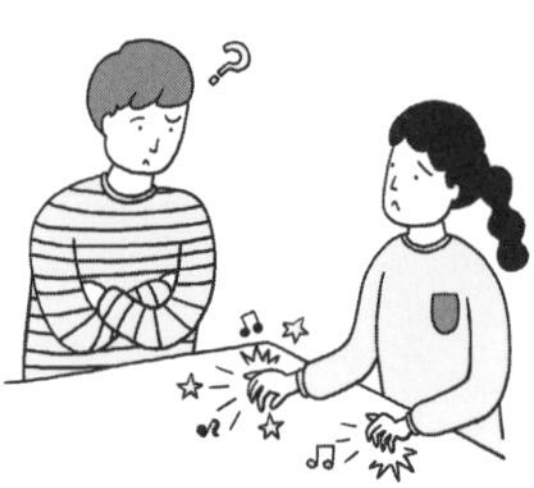

それは、曲名を知っているあなたは曲をイメージできているため、リズムを刻むことができますが、Aさんの頭の中にはそのイメージがないためです。さらにあなたは、曲名を知らないAさんの状態がどういうものか、想像するのが難しいのです。

つまり、

ある事柄について知識がある人は、その事柄について知識がないという状態がどういうものか、想像しにくいのです[5]。

あなたは、患者指導や保健指導で説明する事柄について、細かい部分までしっかりと知識が頭に入っています。説明をするときは、その知識をなぞればいいわけです。

しかし、説明される事柄についての知識がない患者や対象者の頭の中は、何も書いていないホワイトボードのような状態です。

つまり、あなたが頭の中で見えているものが、患者や対象者にはまったく見えていないのです。

「知らない」という状態がどういうものか想像できないと、その事柄をよく知らない患者や対象者に、自分の説明がどう映って、どう感じられているのか配慮することができません。[5] また、知識がない状態から物事を理解することがどれぐらい難しいことなのかも、わからなくなります。

あなたにとってはまったく当たり前のことでも、その事柄についてよく知らない患者や対象者には、一から説明しなくてはいけないということを忘れてしまうのです。

あなたも、日常生活で次のような経験をしたことはありませんか？

人に説明をしているときに、相手から非常に初歩的な質問をされて、「この人には、まずそこから説明をしなくてはいけないんだ」と気づかされたこと。

医療と保健の専門家であるあなたは、医療と保健の分野のことについてよく知っています。しかし、はじめから詳しく知っていたわけではありません。あなたは、学生時代にはじめて専門分野の教科書を読んだとき、すぐにすべてを理解できたでしょうか？

そうではなかったと思います。

しかし、医療と保健の専門的な事柄について知れば知るほど、かつて自分もそうだった、その事柄について何も知らないという状態がどういうものか、わからなくなってしまうのです。

POINT

「自分は専門家」「相手は素人」ということを忘れずに！

5 記憶してもらわなくてはいけない

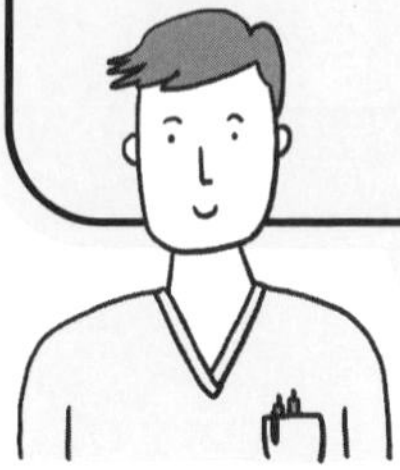

人から説明を受けたときはわかったと思っていたのに、いざ思い出そうとすると「何と言っていたかな?」と記憶が不確かだったことはないでしょうか。

「人間は忘れる生き物である」

という言葉もあります。
しかし、人は、自分が説明をする立場になると、人間は忘れる生き物であるということを忘れがちです。

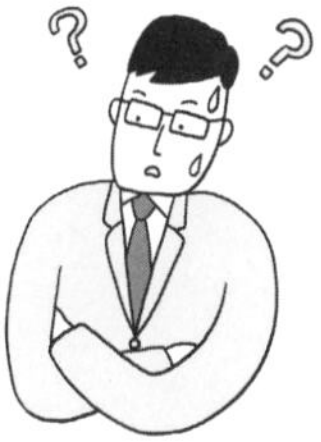

あなたは患者指導や保健指導で患者や対象者に説明する場合、一度説明をすれば、相

手の頭にしっかり記憶されるものだと、何となく思ってはいないでしょうか。

患者指導や保健指導では、さまざまな事柄について説明するため、**説明を受ける患者や対象者は、一度聞いたぐらいではなかなか覚えられないものです**[3]（場合によっては、説明を受けた直後でも、記憶があやふやになることもあります）。

患者指導や保健指導で患者や対象者に説明をする場合は、内容をきちんと理解してもらうだけでなく、それをしっかり記憶してもらう必要があります。

POINT

人は、一度に多くのことを覚えられない

PART 2

わかりやすく説明するための10か条

1

はじめに概要を伝える

―説明にサプライズは不要！

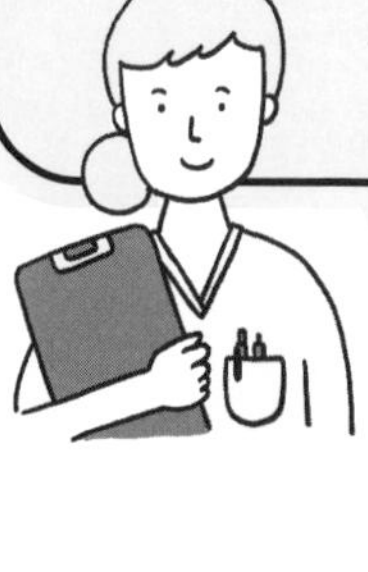

まず、たとえ話をしたいと思います。

あなたは友人から、ドライブの誘いを受けました。どこに行くのか、何人で行くのかと尋ねると、「それは当日のお楽しみ。いろいろ楽しいアクティビティがあるよ」と言われてしまいました。

現地が暖かいのか寒いのかによって着ていく服は変わりますし、アクティビティによっては靴やそのほかに必要な物があるかもしれません。遠方であれば、友人だけが運転するのは負担が大きいですが、ほかに運

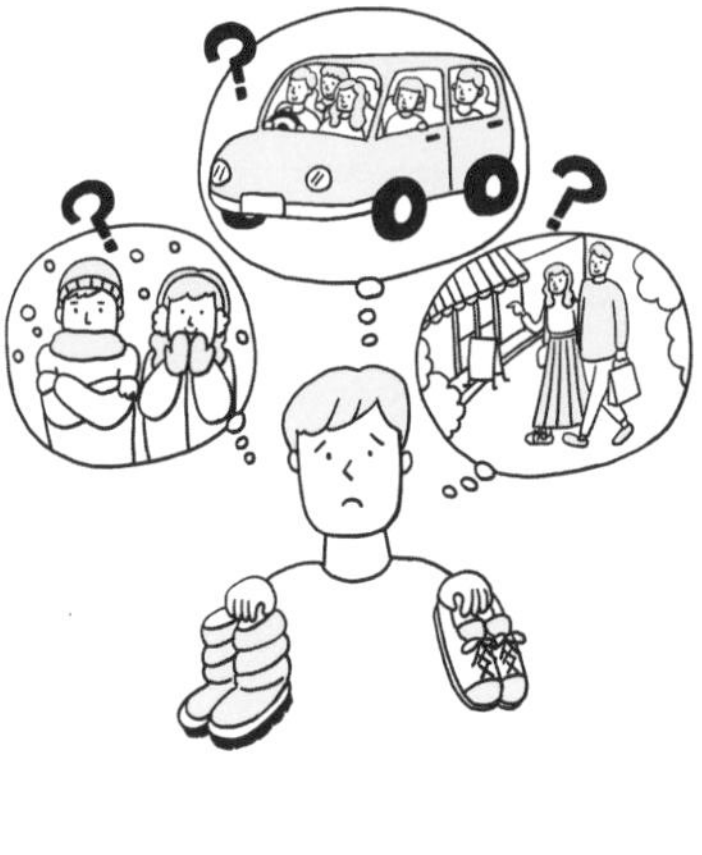

転できる人がいるのかもわかりません。

何も知らされていないと、必要な物だけでなく、心の準備もできず、安心してドライブを楽しむことができません。

患者指導や保健指導で患者や対象者に説明をする場合も同じです。

説明のはじめに概要を伝えるとは、

「これから、こういうことについて説明します[6]」

と、説明の全体像（アウトライン）を示すことです。

はじめに説明の概要を伝えることによって、説明を受ける患者や対象者は、**あらかじめ、説明全体の見通しが立ちます。**

全体の見通しが立つと、次の2つのメリットがあります。

①安心して説明を聞ける

これからどんな話をされるのかわからない状態では、安心して説明を聞くことができません。[3]

「これから、○○と□□、△△について、説明があるのだな」と、心の準備ができれば、安心して説明を聞けます。[7]

②説明の終わりがわかる

「いつ説明が終わるのだろうか」と思いながら聞くのでは集中できません。

「△△についての話で、説明は終わりだな」と、説明の終わりがわかると、集中力を保つことができます。

ここで、はじめに概要を示さない場合と、概要を示す場合を例にして提示します。

糖尿病についての説明

はじめに概要を示さない

「これから、糖尿病についてお話しします。まず、糖尿病の原因ですが、――――。次に、糖尿病の問題点ですが、――――。最後に、糖尿病の治療ですが、――――」

何の前触れもなく「糖尿病の原因ですが」とか、「糖尿病の問題点ですが」と言われても、患者や対象者は心の準備ができていません。

概要を示す

「これから、糖尿病の原因と問題点、治療の3つについてお話しします。まず、1つ目の糖尿病の原因から説明します」

こう話しはじめると、患者や対象者は「これから、糖尿病の原因と問題点、治療の3つについて説明があるのだな」と、話の全体像がつかめるため、心の準備ができます。

高血圧治療の食事についての説明

はじめに概要を示さない

「これから、高血圧の治療のための食事についてお話しします。まず、お勧めするのが、塩分を控えることです。――――。次にお勧めするのが、果物や野菜を多く取ることです。――――。最後に、腹八分目を心がけて、太らないようにすることです。＿＿＿＿」

概要を示す

「これから、高血圧の治療のための食事についてお話します。ポイントは3つあります。塩分を控えること、果物や野菜を多く取ること、腹八分目を心がけて、太らないようにすることです。まず、1つ目の塩分を控えることからお話します」

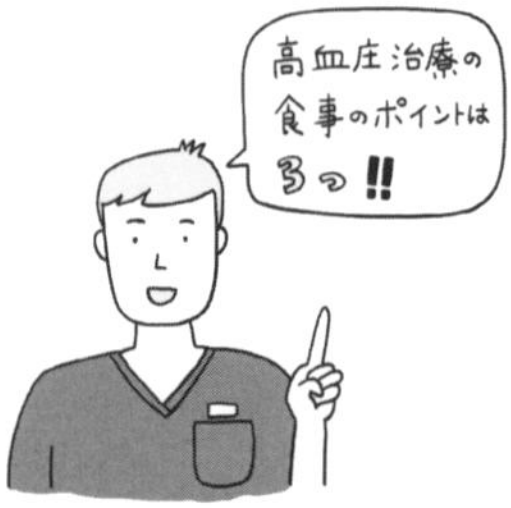

POINT

説明の道筋を示す

2 一文を短くする

――相手の脳とココロに間をあたえる

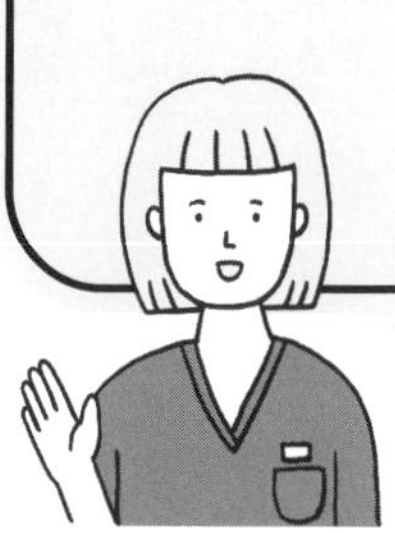

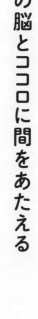

患者指導や保健指導で説明を受ける患者や対象者は、耳から入ってくる情報を脳で処理して理解する必要があります。

説明の一文が長いと、患者や対象者の耳に情報が切れ目なく連続して入ってくるため、**情報を処理して理解する脳への負担が大きくなります**（一息入れる間もなく、脳が休めない状態）。

一文が短ければ、文と文との間に一瞬の「間」ができます。[8,9] その「間」で、脳も一息入れて休めます。そうなると、情報が理解しやすくなるのです。

ここで、一文が長い場合と、一文が短い場合を例にして提示します。

糖尿病の合併症についての説明

一文が長い場合

「糖尿病は血液の中の糖分が増える病気で、血液の中の糖を高いままにしていると、合併症が起こりやすくなることが問題なのですが、糖尿病に特徴的な合併症は3つありまして、眼と腎臓と神経に病気が起こりやすくなり、糖尿病の治療としては、食事と運動と薬の3つがあります」

一文が短い場合

「糖尿病は血液の中の糖分が増える病気です。血液の中の糖を高いままにしていると、合併症が起こりやすくなることが問題なのです。糖尿病に特徴的な合併症は3つあります。眼と腎臓と神経に病気が起こりやすくなるのです。糖尿病の治療としては、食事と運動と薬の3つがあります」

一文が短いほうが1つひとつ内容を押さえていけるような気がしませんか?

一文を短くする方法

一文が長い文では、文と文をつなぐ言葉が多く使われています。

「糖尿病は血液の中の糖分が増える病気**で、**血液の中の糖を高いままにしていると、合併症が起こりやすくなることが問題なの**ですが、**」

一文を短くするには、文と文を切れ目なくつなげてしまう、「〜で」「〜ですが」という言葉をなるべく使わないようにすることです。

なかなか難しいと感じる場合は、次の方法をお勧めします。

1つの文では、1つのことだけ伝える[2]

この文中には、次の2つの事柄が含まれています。

①糖尿病は血液の中の糖分が増える病気であること

②血液の中の糖を高いままにしていると、合併症が起こりやすくなるのが問題なこと

この例文を「1つの文では、1つのことだけ伝える」ようにすると、次のようになります。

「糖尿病は血液の中の糖分が増える病気です。血液の中の糖を高いままにしていると、合併症が起こりやすくなることが問題なのです」

一文を短くすることで、文と文との間にちょっとした「間」が生まれ、患者や対象者にとってわかりやすくなります。

ただし、文章を読む場合のように、文字の情報が目から入ってくる場合は、1つの文に2つ以上の事柄が含まれていても、それほど理解しづらいことはありません。

最後に、もう1つ例を示しておきます。

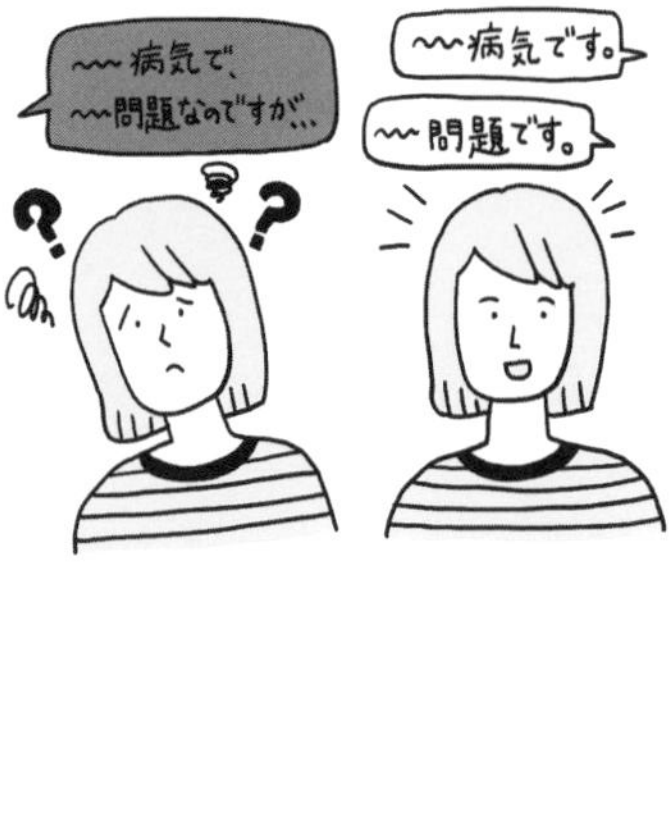

脂質異常症についての説明

一文が長い場合

「脂質異常症とは、血液の中の脂質の値が基準となる値から外れた状態をいい、その種類としては、LDLコレステロールが高いこと、HDLコレステロールが低いこと、中性脂肪が高いことの3つがあり、これらは動脈硬化を起こしやすくします」

一文が短い場合

「脂質異常症とは、血液の中の脂質の値が基準となる値から外れた状態をいいます。その種類としては、LDLコレステロールが高いこと、HDLコレステロールが低いこと、中性脂肪が高いことの3つがあります。そして、これらは動脈硬化を起こしやすくします」

POINT

「1つの文では、1つのことだけ伝える」
（「一文一義[10]」）

3

具体的に説明する
―相手とイメージを共有する

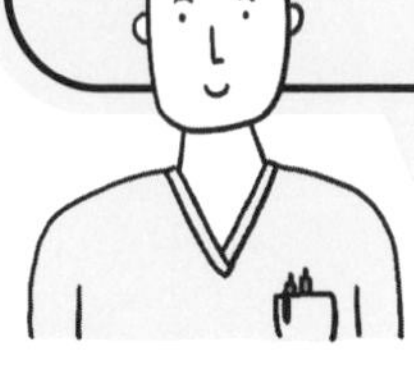

一般的に、抽象的な話よりも具体的な話のほうがわかりやすいというのは、誰でも納得できることだと思います。

患者指導や保健指導で患者や対象者に説明する場合も、できるだけ具体的に説明することが必要です。[7]

具体的な説明とは

はっきりイメージできる説明

のことです。

具体的に説明する方法は、３つあります。

①特定する

「なるべく、身体を動かすようにしてください」

あなたからこう言われた患者や対象者のなかには、「とにかく身体を動かさなくてはいけないんだ」と強く思い込んでしまい、激しい運動をし過ぎて、体調を崩してしまう人もいるかもしれません。

あなたがイメージしていることと、患者や対象者がイメージすることが同じであるとは限りません。

「なるべく、身体を動かすようにしてください。例えば、歩いたりするだけでもいいですよ」

このように、患者や対象者がはっきりとイメージできるよう、**「歩く」という行動を**

特定して伝えましょう。

②数字で表す[7]

「なるべく、歩くようにしてくださいね」

「歩く」という行動は特定されていますが、いったいどれぐらい歩けばいいかはわかりません。あなたからこう言われた患者や対象者のなかには、「とにかく、歩かなくてはいけないんだ」と強く思い込んでしまい、いきなり毎日何時間も歩き出して、体調を崩してしまう人もいるかもしれません。

そうならないように、次のように数字で表して伝えましょう。

「1日60分歩くことを目標にするといいですよ。はじめは10分でもいいですから、無理のないペースで少しずつ時間を延ばしていってください」

このように数字で表すと、患者や対象者もイメージしやすいでしょう。

とくに、以下のような「程度を表す」言葉は、人によってその言葉からイメージする程度が異なりますので、注意が必要です。[7]

「大きい」「小さい」

「長い」「短い」

「速い」「遅い」

あなたと患者や対象者の間の認識のずれを防ぐために、数字で表す必要があります。

③なじみのあるもので表す

腹部エコー検査の結果、肝臓に嚢胞《のうほう》が見つかった患者や対象者に、次のように説明したとします。

「肝臓に直径2.1㎝の嚢胞がありました」

「直径2.1㎝」と数字で表しても患者や対象者がピンとこない様子なら、**なじみのある**

もので表してみてはどうでしょうか？

「肝臓に直径2.1㎝の嚢胞がありました。ちょうど1円玉ぐらいの大きさです」

こう言えば、患者や対象者も嚢胞の大きさをはっきりイメージできるでしょう。

例

- 直径2㎝（20㎜）のもの→1円玉
- 直径4㎝（40㎜）のもの→ピンポン玉

もう1つ、数字となじみのあるもので示す例を挙げます。

「なるべく野菜を食べるようにしてください」

↓

「野菜は1日350g以上食べるようにしてください」

（数字で表す）

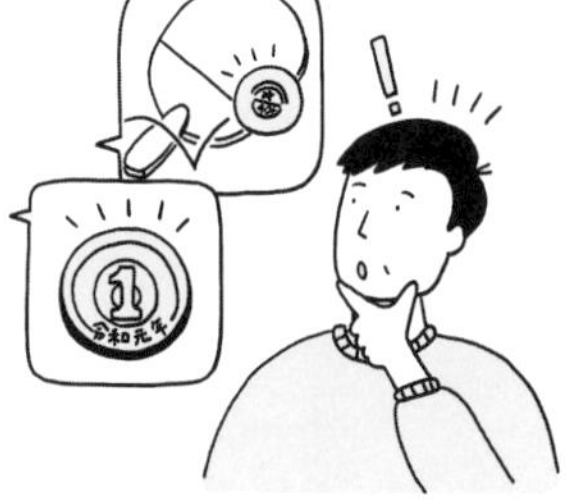

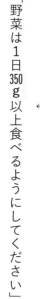

「1日に野菜料理を小皿（小鉢）で5皿食べるようにしてください」

（なじみのあるもので表す）

POINT

患者や対象者が「イメージできる」説明が必要

4 情報量を絞る
―摂取過多↓消化不良とならないために

あなたから受け取る情報量が多くなればなるほど、患者や対象者は、**たくさんの情報を脳で処理して理解するのに相当なエネルギーを使い、疲れてしまいます。**

説明では、相手に伝える情報量が多いほど、相手の理解が深まるというわけではありません。[9] 自分の知っている情報をあれもこれもすべて伝えようとすると、患者や対象者は説明を理解しづらくなってしまいます。

あなたは、患者指導や保健指導で説明する事柄について十分に理解しています。ですから、自分が知っていることを患者や対象者に伝えればいいわけです。

しかし、あなたから説明を受ける患者や対象者は、説明されている事柄についてよく知らないのが普通です。自分のよく知らない新しい情報が次から次に入ってくるとどう

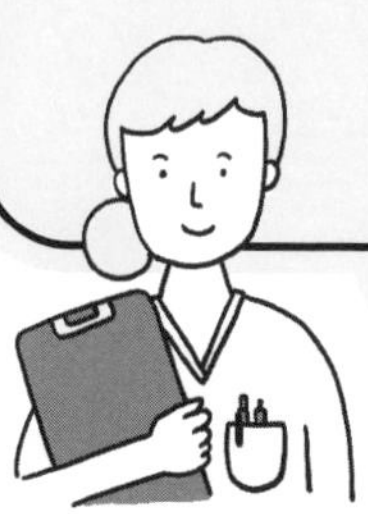

なるでしょうか?

消化不良を起こして、内容が理解できなくなります。

もちろん、「ただ情報量を減らせばよい」ということではありません。
あれもこれも伝えたいという気持ちをグッと抑え、**重要度の点から情報に優先順位をつけて、伝えるようにするのです。**

優先度①知らないと困る情報

その情報を知らないと、今後、患者や対象者が困ると考えられる情報です。
つまり、**患者や対象者にとって絶対に必要**な情報です[6]。
例↓糖尿病の治療の3本柱として、食事と運動と薬の3つがあるという情報

優先度②知らなくても困らない情報

●知っているとメリットがある情報

例↓糖尿病の食事療法のレシピが、書籍やインターネットで見られるという情報

●知っていても、それほどメリットがない情報

例えば、ヒトの身体には、血糖値を下げるはたらきをする「ＧＬＵＴ４《グルットフォー》」と呼ばれるタンパク質があります。ＧＬＵＴ４は、インスリンの刺激や運動によって、細胞の内部から細胞の表面に移動し、血液中のブドウ糖を細胞の中に取り込むはたらきをしています。

患者や対象者に糖尿病の原因や治療について説明する場合、膵臓から分泌されるインスリンについては説明しますが、ＧＬＵＴ４まで説明するのはやや過剰であると考えられます。

以上より、患者指導や保健指導で説明をする場合は、「知らないと、患者や対象者が困るかどうか」で判断して、情報量を絞ります。

説明をする場合は、患者や対象者が「知らないと困る」情報を伝えることに集中するのです。その後で、時間の余裕があれば、「知っているとメリットがある」情報を伝えることもできます。「知っていても、それほどメリットがない」情報は、伝える必要はないと考えます。というのも、情報量が多くなればなるほど、患者や対象者の脳への負担が大きくなりますし、**話の焦点がぼやけてしまう**からです。

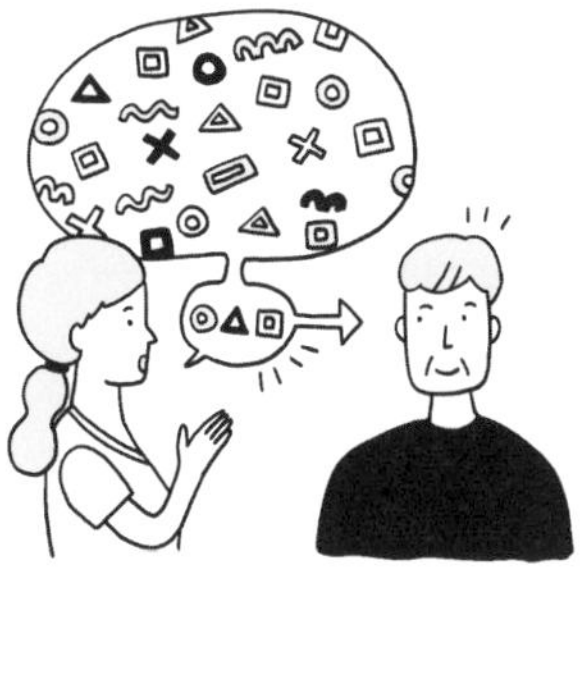

また、医療と保健の現場は多忙なため、患者指導や保健指導での説明時に情報量を絞ることは、業務の効率化にもつながります。

POINT

「知らないと困る」情報を厳選する

5

知識のギャップを乗り越える

——あなたは専門家《スペシャリスト》

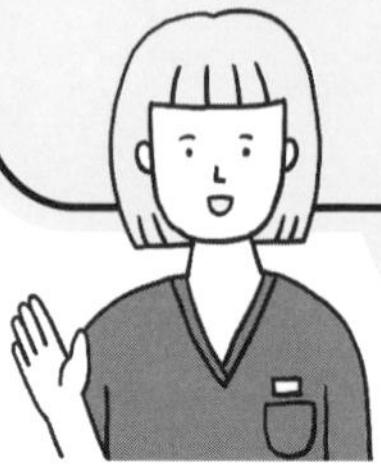

ある事柄について知識がある人は、その事柄について知識がないという状態がどういうものか、想像しにくい[5]

と解説しました。

患者指導や保健指導で説明をする場合、あなたがこの状態に陥ると、患者や対象者に自分の説明がどう映って、どう感じられているのか、うまく想像できなくなってしまいます[5]。つまり、自分にとってはまったく当たり前のことであっても、情報や知識をもたない患者や対象者には一から説明しなくてはいけないのに、それができなくなってしまうということです。

それでは、この状態から逃れて、患者や対象者にわかりやすく説明するにはどうしたらいいのでしょうか？

方法は3つあります。

①患者や対象者が「わからない」ことを自分がわかっていないと意識する

あなたは説明する事柄についてよく知っているので、**その事柄をよく知らない患者や対象者の状態がどういうものかわかっていないことを意識するのです。**

何事も、問題を解決するには、まず〃その問題が存在する〃ということを意識するところからはじめる必要があります。

②患者や対象者の立場になって想像してみる

あなたは説明されたことがなかなか理解できないとき、次のように思ったことはありませんか？

「自分は何も知らないのだから、本当に基本的なことから説明してほしい」
「自分は何も知らないので、いきなりたくさん情報を与えられても理解できない」

患者指導や保健指導であなたから説明を受けている患者や対象者も、こう感じている可能性があります。

あなたも説明をする場合は、その事柄についてよく知らない患者や対象者の立場になって、想像してみてください。

自分の経験を思い出してほしいのです。

あなたが説明を受けてよく理解できなかったとき、どのように説明されたらもっとわかりやすかったかを思い描いて、あなたが患者や対象者に説明する場合に応用してもらえればと思います。

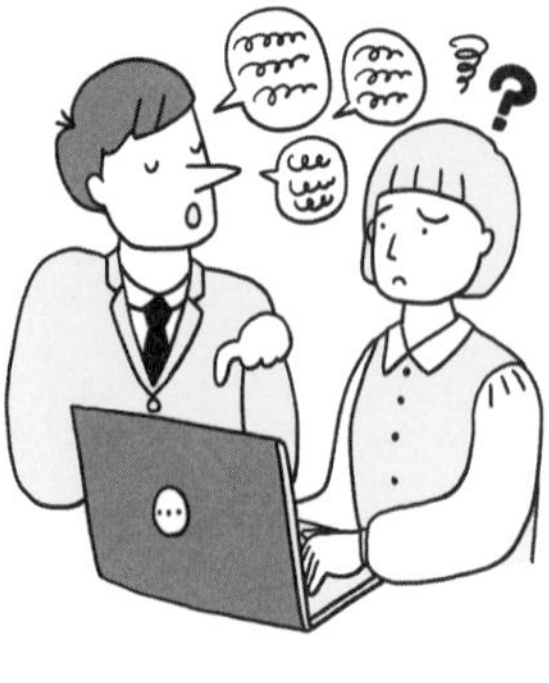

③小学生でもわかるように説明する[3]

とくに、専門的な事柄について説明するときは、かみ砕いて説明をする必要があります。

説明を受ける患者や対象者からすると、自分の知らない専門的な事柄を理解するのは、本当に大変なことです。

「小学生でもわかるように」という表現を使った理由は、小学生でもわかるような説明は、ほとんどの患者や対象者にとってわかりやすいと考えられるからです。

POINT

説明のレベルを想定より2段階下げてみる

6

現在地を示す

——迷子にさせない

あなたが、有名な観光地に旅行に行ったとします。

そこは、歴史的な建物や魅力的なお店がたくさんあって、ゆっくり歩いて楽しむうえでうってつけの街です。

あなたは、せっかく来たのだから、ＳＮＳで評判のレストランやお店をいろいろ訪れたいと思っています。

その場合、欠かせないものは何でしょうか？

そうです、〝観光マップ〟です。

観光マップがないと、自分が今どこにいるのかという「現在地」がわかりません。現

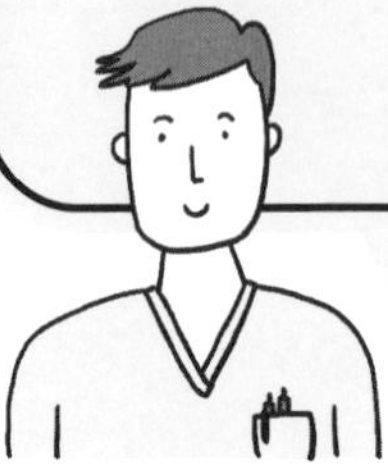

在地がわからないと、お目当ての場所やお店に行くために、ここからどう歩いて行けばよいのかもわかりません。

あなたが、患者指導や保健指導で説明をする場合も同じです。

患者や対象者を迷子にさせないために、現在地を示してあげるのです。

具体的には、

「今、説明していることは、全体のこのあたりです」

と、そのつど患者や対象者に伝えてあげるのです。

例えば、パンフレットに書かれた説明を読む場合は、読み手は、今、自分が全体のどのあたりを読んでいるのか、だいたいわかります。

というのも、パンフレットを手にした時点で、その厚さから全体のおおよその分量がわかりますし、読み進めていけば、読み終わった部分の分量（あるいは、まだ読んでいない部分の分量）から、自分の現在地を推測できるからです。

しかし、患者指導や保健指導のように口頭で説明を受ける場合は、そうはいきません。

口頭での説明は、現在地がわかりにくいのです[11]。

まず、口頭で説明を受ける場合は、最初に説明全体の分量がどれぐらいあるのか、患者や対象者にはわかりません。さらに、口頭での説明が進んで行っても、パンフレットを読むときのように、読み終わった部分の分量や、まだ読んでいない部分の分量を実感できるわけではありません。

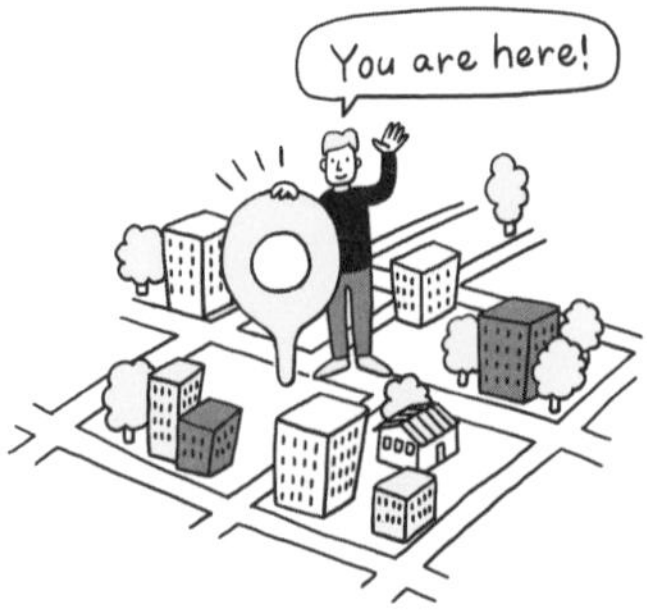

そんな状態では、患者や対象者は何となく道に迷ったような感じがして不安になります。また、現在地がわからないと、説明がいつまで続くのかもわかりません。そうなると、集中して説明を聞くことができなくなります。

「今、説明していることは、全体のこのあたりです」と、そのつど〝**説明の現在地**〟**を示してあげれば、患者や対象者は迷子にならずにすみます。**そうすれば、「今、全体のこのあたりについて話しているのだな」と安心して説明を聞くことができ、理解もしやすくなります。

さらに、説明の内容が変わるときに、どの項目からどの項目に移ったのかを伝えてあげると、患者や対象者は前後のつながりがわかります。[4]

例を挙げます。

「これから、糖尿病の原因と問題点、治療の3つについてお話します」

（概要）

そして、次のように続けます。

「まず、1つ目の糖尿病の原因についてお話します」

（導入）

原因についての話が終わったら、現在地を伝えてあげるようにします。

「これで、1つ目の糖尿病の原因についての話は終わりです。次に、2つ目の糖尿病の問題点についてお話しします」

（つながりと現在地を示す）

POINT

よいナビゲーターになる

7

訓読みで伝える

―改善、摂取、減量、継続……相手を遠ざけてない？

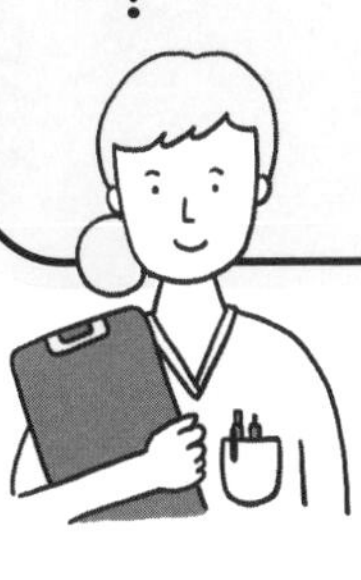

漢字の読み方には、音読みと訓読みの2つがあります。

例えば、「山」という漢字は、音読みでは「さん」と読み、訓読みでは「やま」と読みます。「さん」と聞いても意味はわかりません。しかし、「やま」と聞けば、聞いた途端にその意味がわかります。

なぜ、漢字の発音を聞いたときに、音読みだと意味がわからず、訓読みだとすぐに意味がわかるのでしょうか？

その理由は、音読みと訓読みの成り立ちにあります。

ご存じのように、漢字はもともと日本にはなく、中国から伝わったものです。ですから、漢字が伝わった当時の日本人には、「山」という漢字の読み方も意味もわかりませんでした。ただ、中国語の「山」の発音が、当時の日本人には「さん」と聞こえたので、そのまま「山《さん》」と読むようにしたのが音読みです。さらに、「山」という漢字が、どうも日本語の「やま」を示すことだとわかり、「山《やま》」と読むようにしたのが訓読みです。[12, 13]

ですから、音読みを聞いただけでは意味がわからないのも当然ですし、訓読みを聞くと意味がわかるのも、また当然なのです。

このことから、

耳で聞いたときは訓読みのほうが伝わりやすい

といえます。

ですから、患者や対象者に説明する場合も、訓読みを使ったほうが意味が強く伝わると考えられます。

音読み「体調が改善した」
訓読み「体調が良くなった」

2つとも同じ意味ですが、音読みの「改善した」よりも、訓読みの「良くなった」のほうが、意味が強く伝わってくる感じがしませんか？

以下の例も同じです。

音読み「不眠で困っています」
訓読み「**眠れなくて困っています**」

また、この2つの例を見ると、音読みは、訓読みに比べてすこし硬く感じられるのではないでしょうか。

このことから、音読みを多く使う人からは〝硬い印象〟を受け、訓読みを多く使う人からは、〝親しみやすさ〟を感じやすいといえます。

患者指導や保健指導を行っている、AさんとBさん2人の指導スタッフの発言を比べてみてください。

Aさん

「○○さんの血糖値を**改善**するには、**減量**が必要です。しかし、食事の**摂取**量を無理に**減少**させても**継続**するのは**困難**ですから、**許容**範囲で**実行**してください」

Bさん

「○○さんの血糖値を**良く**するには、**体重を減らす**必要があります。しかし、**食べる量**を無理に**減らして**も**続けるの**は**難しい**ですから、**できる**範囲で**行って**ください」

いかがでしょうか。

2人の発言の内容は同じですが、Bさんのほうが親しみやすさを感じると思います。

使用頻度の高い語句を音読みから訓読みに言い換えてみます。

音読み　　**訓読み**

肝**機能**→肝臓の**働き**

腹部エコー検査→**お腹**のエコー検査

鎮痛剤→痛み止め

内服薬→飲み薬

薬を**処方**する→薬を**出す**

意味がダイレクトに伝わるわかりやすさと、親しみやすい印象を与えるという点から、患者指導や保健指導で説明をする場合は、できるだけ訓読みを使うことをお勧めします。

ただし、何事にも例外があります。

訓読みは意味が強く伝わるため、患者や対象者への説明で用いると、時に相手の不安を強めたり、不快にさせたりする場合があります。そのような場合は、ほかの訓読みや音読みに言い換えることも必要です。

ほかの訓読みに言い換え

「検査の結果が悪いです」

↓

「検査の結果が**良くない**です」

音読みに言い換え

「太っていると、健康に悪影響が出ます」

↓

「肥満があると、健康に悪影響が出ます」

POINT

言葉の意味が入ってきやすいのは「訓読み」

8

3つにまとめる

——四大珍味じゃダメなわけ

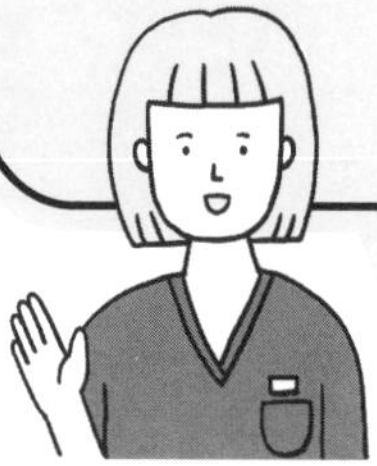

「世界三大珍味」「日本三大祭り」「日本三大夜景」……。

このように、代表的なものを3つにまとめた言葉は多いです。

でも、代表的なものは、本当に3つしかないのでしょうか？　例えば、「世界四大珍味」「日本五大祭り」でもよさそうなものです。

では、3つにまとめる理由を解説しましょう。

① 「マジックナンバー3」の法則

2つでは物足りないけれど、4つでは多くて混乱する。人は、3つという数を〝ちょうどいい〟と感じるとされます。[7]

②聞く気になる

「今日の話のポイントは8つあります。これから1つずつ説明します」

患者指導や保健指導でこう言われると、患者や対象者は「えーっ。8つもあるの!?」と、聞く気が失せるのではないでしょうか?[8]

③覚えやすい

あなたは「日本五大祭り」の5つ全部をすぐに覚えられますか?

5つ全部覚えるのは、なかなか難しいのです。

でも、「3つ」なら何とか覚えられる気がしませんか?

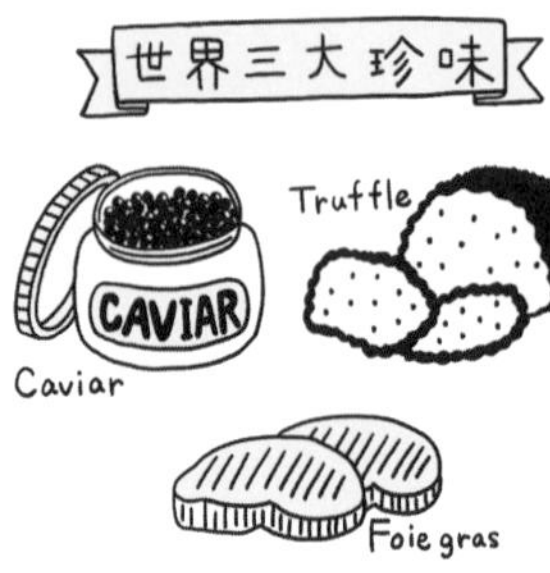

患者指導や保健指導で説明をする事柄も3つにまとめてみましょう。

参考までに、糖尿病と高血圧、脂質異常症のそれぞれについて説明する場合に、3つにまとめられるものを示しておきます。

糖尿病

●細い血管の合併症　①眼　②腎臓　③神経

●太い血管の合併症（動脈硬化）　①脳梗塞　②狭心症や心筋梗塞　③閉塞性動脈硬化症

●治療方法　①食事　②運動　③薬

●食事療法　①何を　②どれだけ　③どのように

●運動療法　①どんな運動を　②どれぐらい　③運動する場合の注意点

高血圧

●合併症（動脈硬化）　①脳（脳卒中）　②心臓（狭心症や心筋梗塞）　③腎臓（腎不全）

脂質異常症

●脂質の異常　①悪玉（ＬＤＬ）コレステロール　②善玉（ＨＤＬ）コレステロール
③中性脂肪

●中性脂肪を下げる食事　①糖質を減らす　②アルコールを減らす　③青魚を食べる

ここまで、患者指導や保健指導で説明をする場合、患者や対象者に伝える項目やポイントを3つにまとめることのメリットについてお話しました。

説明する項目やポイントが1つか2つしかない場合は、無理に3つにせず、次のようにそのまま言えばよいでしょう。

「○○のポイントは、……です」
「○○のポイントは、2つあります。1つは、……」

「3つ」という数字が活きてくるのは、説明する項目やポイントが4つ以上ある場合です。4つ以上あると、何となくしっくりこず、聞く気になりにくく、覚えにくいからです。ですから、説明する項目やポイントが4つ以上ある場合は、重要度の点から優先順位をつけて3つにまとめられないか、一度検討します。

３つにまとめられない場合は、そのまま４つ以上伝えることにして、そのうえで１つ工夫をすることが必要です。というのは、４つ以上の項目を患者や対象者が記憶するのは難しいからです。その工夫は、次の「記憶に残りやすくする」の項目で説明します。

POINT

聞く気になるようにまとめる

9 記憶に残りやすくする
―人間は忘れる生き物である

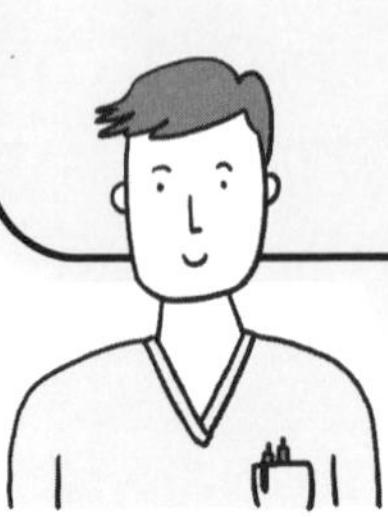

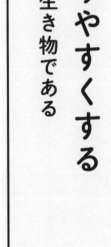

「人間は忘れる生き物である」と先に述べました。

日常生活でも、説明を聞いたときはわかったつもりだったのに、後になって「あれ？何と言っていたかな？」と記憶があいまいだったり、覚えていなかったりすることは珍しくありません。

ですから、患者指導や保健指導で説明をする場合は、一度説明をすれば患者や対象者の頭の中にしっかり記憶されると思うのではなく、**一度説明したぐらいでは覚えきれないと考える必要があります**[3]。

患者指導や保健指導の説明は、患者や対象者によく理解してもらうだけでは不十分なのです。

説明した内容を患者や対象者にしっかりと記憶してもらわなければ、説明した意味はありません。

記憶に残りやすくする方法は、3つあります。

①何度も繰り返す

あなたは学生時代、英単語を覚えるときに、何度も単語帳を見たり何度もノートに書いたりしたのではないでしょうか。覚えるには、何度も繰り返すというのが基本です。ですから、患者指導や保健指導で患者や対象者に説明をする場合も、とくに重要だと思うポイント（キーワード）は、説明のなかで何度も繰り返します[7]。

例えば、糖尿病の治療が食事と運動と薬の3本柱であると説明する際は、〝食事〟と〝運動〟と〝薬〟というワードを繰り返すのです。

次のような一言を添えると、さらに効果的です。

「食事と運動と薬、この3つは大切なので、しっかりと覚えてください」

患者や対象者は、説明された内容のすべてを覚えることはできません。また、説明された内容のなかでどれが重要だと思うかは、患者や対象者によって異なります。ですから、説明をするあなたが客観的に重要だと考える点をピックアップして、示してあげることが必要です。

とくに重要なポイントについては、説明の最後にもう一度繰り返して伝えます。というのも、**最後に見聞きしたものは、強く印象に残りやすい**といわれているからです（このことを心理学では「終末効果」と呼びます）。

②視覚化する

あなたが患者指導や保健指導で説明をする場合は、多くは口頭で行うと思います。口頭での説明では、患者や対象者には、言葉の情報は耳からしか入ってきません。その際、情報が耳からだけでなく、同時に目からも入ってくるようにすると、情報が印象づけられ、記憶にも残りやすくなると考えます。

ですから、患者や対象者の記憶に残りやすくするために、情報を視覚化して伝えることをお勧めします。

情報を視覚化する方法としては、例えば、キーワードなどを文字にして見せたり、図を使って説明したりすることが挙げられます。

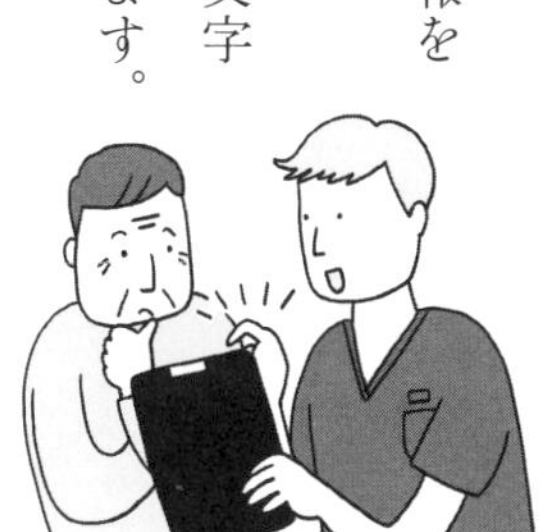

③メモや資料を渡す

患者指導や保健指導を行う場合は、説明の最後に、重要なポイントを書いたメモや、説明した内容に関する資料を渡しましょう。

後から読み返してもらって、すこしでも内容を記憶してもらうのです。

POINT

あなたの説明を定着させる！

⑩

専門用語のトリセツ

―聞く意欲を奪う〝魔のワード〟

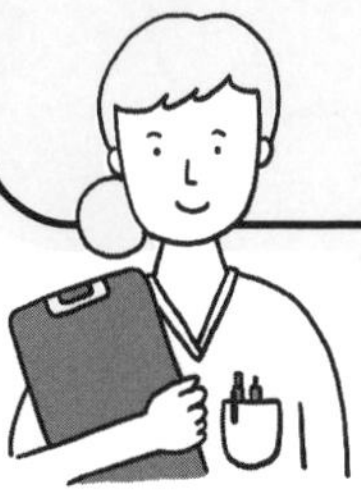

1. 専門用語とその問題点

あなたが患者指導や保健指導で使う専門用語は、場合によっては、説明内容をわからなくする〝魔のワード〟です。

専門用語の取り扱いには十分な注意が必要です。

ここではまず、専門用語とは何かについて、定義しておきたいと思います。

専門用語とは、

ある特定の分野だけで使われる言葉

のことです（いわゆる業界用語）。

専門用語には、次のような特徴があります。

その分野の人にとって

●その分野の人同士がコミュニケーションをとるうえで便利で、知らないと支障が出る（複雑なことでも、専門用語を使えば一言で言い表せる）。

●普段から使い慣れているので、すっかり身についている（意識しないと、その分野以外の人に対しても、思わず使ってしまうことがある）。

一般の人にとって

●なじみがない（場合によっては、見たことも聞いたこともない）。
●言葉の意味がわからない（まるで「外国語」のようなもの）。

専門用語を使うと、その分野以外の人には、説明が理解できなくなることが問題です。

例を使ってあなたにも実感してもらいたいと思います。

「一般に、消費者が同じ商品を買い続けると、「げんかいこうよう」は減少していく。これが、同じ商品を買い続けてもらうことが難しい理由の1つである。

漢字から意味を類推できないよう、専門用語をひらがなで示しています。「げんかいこうよう」という言葉以外は、難しい言葉は使っていません。しかし、「げんかいこうよう」という専門用語が1つ入っているだけで、何を説明されているのかわからなくなってしまいます。

あなたが、この「げんかいこうよう」という専門用語に感じた〝わからない〟〝なじみのない〟という感覚を、患者指導や保健指導で患者や対象者も味わっているのです。

「げんかいこうよう」は「限界効用」と書きます。

「ある商品を買うことによって得られる、追加の満足度」のことです。

ですから、例文は次のような意味になります。

一般に、消費者が同じ商品を買い続けると、追加の満足度は減少していく。これが、同じ商品を買い続けてもらうことが難しい理由の1つである。

もうすこし詳しく説明しましょう。

居酒屋でビールを飲むところを想像してみてください。

ビールは1杯目がいちばんおいしく、飲んだときの満足度も高いのではないでしょうか。その後、2杯、3杯と追加しても、1杯目を飲んだときの満足度には及ばず、だんだんとその満足度は低下してしまいます。

そのため、最初から最後までずっとビールを注文し続けてもらうことは難しく、途中で焼酎、日本酒、ウィスキー、ワインなどを注文されてしまいます。

限界効用という専門用語の意味を知っていれば、例文はすんなり理解できますが、限界効用という言葉の意味がわからなければ、例文全体がわからなくなってしまうのです。

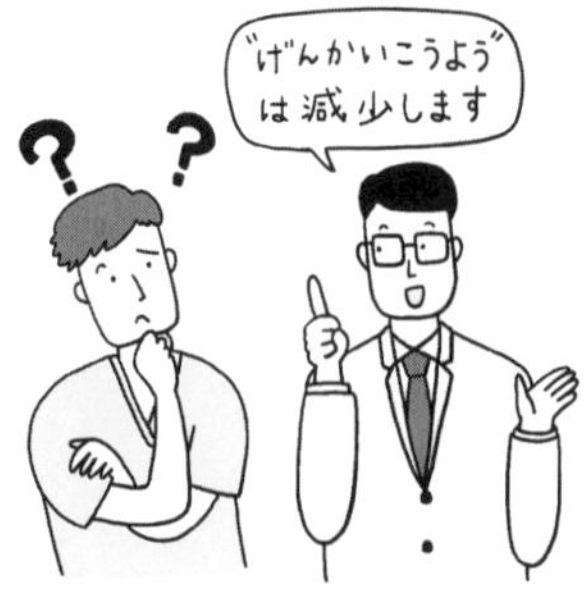

限界効用という言葉を知っていたという人には、専門用語によって、説明全体が理解できなくなってしまうことを実感してもらえませんでした。そんなあなたにはお手数ですが、あなたがなじみのない分野の専門家から、知らない専門用語を使われて説明を受けている場面を想像してみてください。

そして、その専門用語に感じた〝わからない〟〝なじみのない〟という感覚を、患者指導や保健指導で患者や対象者も味わっていることを想像してもらいたいのです。

このように、**説明に知らない専門用語が混じると、それだけで説明全体の内容がわからなくなってしまうことは珍しくありません。**

あなたが患者指導や保健指導で使う専門用語は、場合によっては、説明を受ける患者や対象者にとって説明の内容をわからなくしてしまう、〝魔のワード〟なのです。

2. 医療・保健分野の専門用語

専門用語とは、「ある特定の分野だけで使われる言葉」と定義しましたが、この定義に従うと、医療・保健分野は専門用語のオンパレードだといえます。

医療・保健分野で使われる専門用語のうち、医療・保健スタッフの職種にかかわらず使用されていると思われるものを、次の3つに分けてみました。

①病名

虚血性心疾患、統合失調症、ＣＯＰＤなど。

高血圧、糖尿病など、一般の人が日常生活で普通に口にするようになった言葉もあります。

また、「ＣＯＰＤ：Chronic Obstructive Pulmonary Disease」（慢性閉塞性肺疾患）のような略語が多いことも、医療と保健分野の専門用語の特徴です。

②検査名

心臓カテーテル検査、腹部エコー検査、ＭＲＩ検査 など

③その他

予後、重篤、誤嚥 など

ここで、これらの専門用語が医療と保健の現場で実際にどのように使われているのか、考えてみましょう。

病気を診断する、検査をオーダーするという業務上、病名と検査名は、医師から患者への説明の場面で使われることが多いです。

「〇〇さんは狭心症だと考えられます。狭心症とは、……」

「もう少し詳しく調べるために、心臓カテーテル検査をする必要があります。心臓カテーテル検査とは……」

このように、病名や検査名は、少なくとも一度は医師から患者に解説されていると考えられますが、〝予後〟〝重篤〟〝誤嚥〟などは、患者にその意味を説明しないまま使われている場合があるため、注意が必要です。

ここに、国立国語研究所の調査によるデータがあります。〝予後〟〝重篤〟〝誤嚥〟を患者への説明に用いる際に、「そのまま使い、言い換えたり説明を付けたりはしない」と答えた医療者の割合は、次のとおりです。

	医師[14]	**看護師・薬剤師**[15]
予後	10.0％	12.7％
重篤	31.3％	8.5％
誤嚥	15.1％	13.9％

一方、同研究所が行った別の調査では、非医療者で〝予後〟〝重篤〟〝誤嚥〟を「見たり聞いたりしたことがある」と答えた人の割合は、次のとおりでした。

非医療者の認知率[16]

予後	52.6%
重篤	50.3%
誤嚥	50.7%

3つの用語の認知率はおよそ50%ですから、逆に言うと、残りの50%の人は、〝予後〟〝重篤〟〝誤嚥〟を「見たことも聞いたこともない」ということになります。

これらの調査結果をまとめると、次のようにいうことができます。

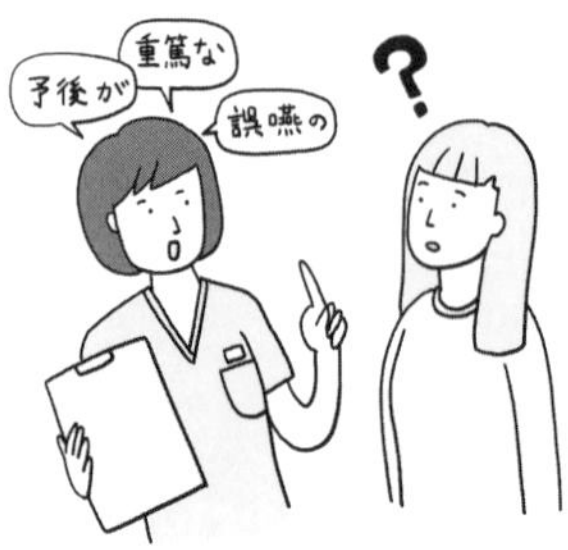

●医療者で、〝予後〟〝重篤〟〝誤嚥〟などの用語を患者に使う場合に、「そのまま使い、言い換えたり説明を付けたりはしない」人が、一定数いる。
●非医療者で、医療と保健の現場で使われる専門用語を見たことも聞いたこともない人が、一定数いる。

結果、医療者から説明を受ける患者などが、医療者が説明している内容がわからないままになっているケースがあると想像されます。とくに、〝重篤〟を非医療者が理解していないまま説明を進行しているとすると、事態は深刻です。

なお、病院で使われる専門用語の認知率が、国立国語研究所のホームページで公開されています。[16]

3. 専門用語のトリセツ

医療・保健分野で使われる言葉は、専門用語のオンパレードであると前述しました。まず、次のような事態は、絶対に避けなければいけません。

説明のなかで患者や対象者が知らない専門用語を使い、患者や対象者が説明の内容がわからないまま、説明が終わってしまうこと。

これでは、「相手によく理解してもらう」という説明の目的が果たせません。

もちろん、専門用語を一切使わずに説明すれば、このような事態は避けられますが、それは現実的ではありません。なぜなら、あなたが患者指導や保健指導で説明をする場合、専門用語を使わないと、逆に患者や対象者が困ってしまう場合があるからです。

このことを踏まえて、患者指導や保健指導で患者や対象者に説明をする場合の専門用語の具体的な取り扱い方法について、２つに分けて述べます。

専門用語を使ったほうが伝わる場合

①病名

腹痛で来院した患者に胃内視鏡検査をしたところ胃潰瘍が見つかり、医師が次のように患者に告げたとします。

「胃の粘膜が傷ついて、傷がえぐれた状態になっています」

〝胃潰瘍〟という病名を告げなくても、この説明で胃の状態は患者に伝わります。しかし、「自分のお腹の痛みの原因は何だろうか？　もしかして胃がんかも……」と患者に不要な心配をさせないためにも、基本的に病名は、患者への説明のなかでは必要な専門用語です。

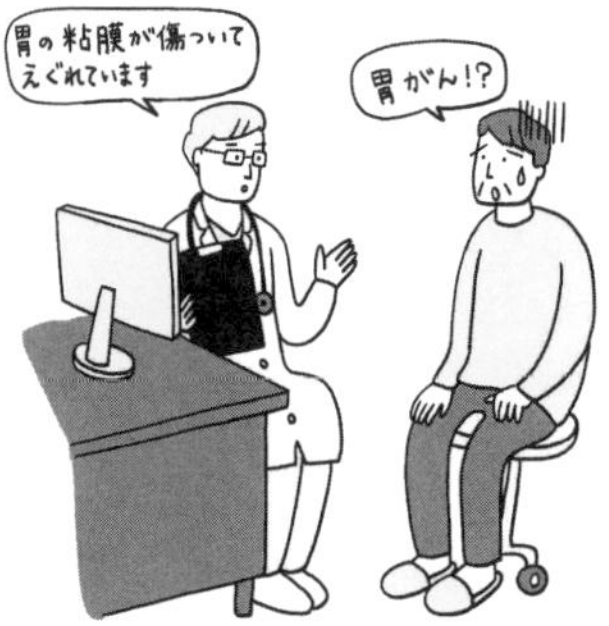

②検査名

腹部エコー検査が必要な患者に対して、次のように説明したとしたらどうでしょうか？

「お腹の検査が必要です。この検査は、お腹を器具でなぞることで、お腹の中の様子が画面で見られるというものです」

腹部の検査はエコー検査だけでなく、CT検査やMRI検査もあります。1人の患者が複数の検査を受けることも珍しくありません。そんななか、これらの検査をすべて「お腹の検査」と一括りにすると、患者は混乱してしまいます。よって、基本的に検査名は、説明に必要な専門用語です。

病名や検査名を患者や対象者に伝える際は、漢字での表記を知っているか、患者や対象者に尋ねてみてください。

もし、患者や対象者がその専門用語を漢字でどう書くか知らない場合は、できるだけ次のようにすることをお勧めします。

文字にして、患者や対象者に見せる

例えば、患者指導や保健指導で、口頭で「虚血性心疾患」を説明する場合を考えてみてください。患者や対象者が「虚血性心疾患」の漢字表記がわからないと、病気をイメージしにくいでしょう。

しかし、このように漢字を解説するのは考えものです。

「虚血性心疾患とはどんな字を書くかというと、『きょけつ』の『きょ』は『むなしい』という字で、『けつ』は『けつえき』の『けつ』で、『せい』は『せいしつ』の『せい』で、……」

「虚血性心疾患」を知らない患者や対象者にとって、どういう漢字を書くか口頭で説明されても、思い浮かべるのは簡単なことではありません。

一度「虚血性心疾患」と文字で見せてあげる必要があります。これは、例えば「敗血症」などの短い病名の場合も同じです。

ただし、新しい患者や対象者に説明するたびに、病名を漢字で書いて説明していては、手間と時間がかかってしまいます。あらかじめ、**説明する頻度の高い病名をピックアップして用語の一覧を作り、プリントアウトしたものを患者に見せる**というのも1つの方法です。

病名や検査名の意味を患者や対象者に説明する際に参考になるものとして、国立国語研究所の書籍とホームページがあります。これらには、病院で使われる専門用語について、用語ごとに一般の方にわかりやすく説明する方法が示されています。[17, 18]

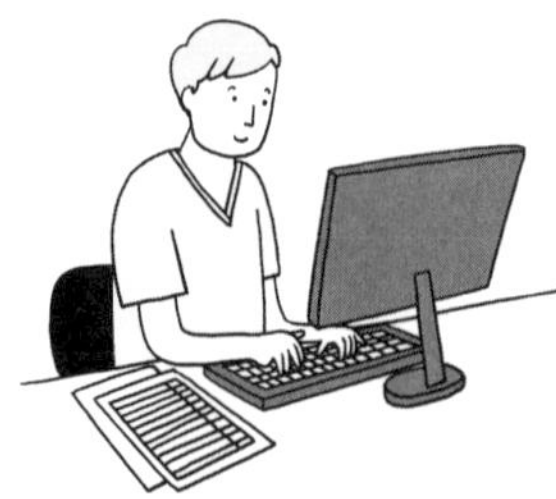

専門用語を言い換えたほうが伝わる場合

専門用語を使わずに、一般用語に言い換えて説明しましょう。一般用語とは、一般の人が日常生活で口にする言葉のことです。つまり、専門用語を一般用語に翻訳して、患者や対象者に伝えるということです。

これは例えば、先に示した、〝予後〟〝重篤〟〝誤嚥〟などが当てはまります。患者指導や保健指導で以下のような一般用語に言い換えて説明しても、患者や対象者が困るとは考えにくいです。

予後：（今後の）見通し
重篤：病気の状態が非常に悪いこと
誤嚥：食べ物などが気管に入ってしまうこと

〝病状〟〝既往歴〟も、次のように言い換えることができます。

病状：病気の状態
既往歴：今までにかかった病気

患者指導や保健指導で、〝予後〟〝重篤〟〝誤嚥〟〝病状〟〝既往歴〟などを使う場合は、「患者や対象者のなかには、この言葉の意味がわからない人もいるのではないか？」という意識をもつことが必要です。

そして、**専門用語を使わなくても患者や対象者が困らないと考えられる場合は、できるだけ一般用語に言い換えましょう。**スタッフ同士で話すときは専門用語を使い、患者や対象者などの非医療者に説明するときは一般用語を使うという意味で、医療・保健ス

タッフのあなたは、

専門用語と一般用語のバイリンガルになる

必要があります。

また、基本的に、医療・保健分野で使われる日本語の専門用語は、ほとんど音読みです（〝予後〟〝重篤〟〝誤嚥〟など）。ですから、患者指導や保健指導では、できるだけ訓読みを使うように心がけると、専門用語の使用を減らすことができます。

ところで、あなたは、普段から医療と保健分野の専門用語を使い慣れて、それが身についてしまっています。そのため、それらの専門用語が患者や対象者に通じないということを忘れてしまい、患者指導や保健指導の説明のなかでつい口に出てしまう可能性もあります。

その場合は、

説明のなかでわからない専門用語が出てきたら、尋ねてもらう

ようにします。

患者指導や保健指導のはじめに、患者や対象者に次のように「お願い」をするのです。

「説明に入る前に、1つお願いがあります。できるだけわかりやすい言葉で説明するように心がけますが、もしも、説明のなかで○○さんがわからない言葉が出てきて、私がその言葉の意味を説明しないまま話が先に進みはじめたら、すぐに『それはどういう意味ですか』と尋ねてもらいたいのです。そのときは、すぐにその言葉の意味を説明します。今日の説明は○○さんによく理解してもらうためにするものなので、くれぐれもよろしくお願いします」

患者指導や保健指導の場面では、「こういう場合や、こういう専門用語についてはどう対処したらいいのか」という疑問が、いろいろと出てくるでしょう。

その場合には、本書で示した基本方針も参考にしながら、柔軟に対処してもらえればと思います。

POINT

相手の知らない専門用語を使わない

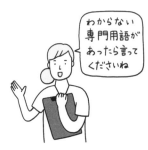

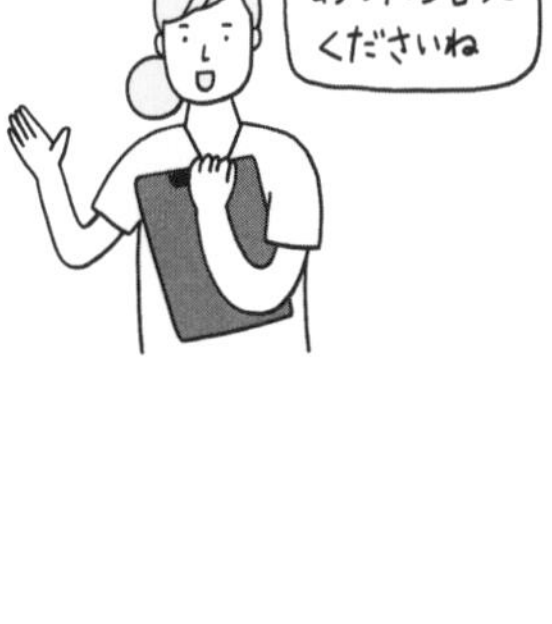
わからない
専門用語が
あったら言って
くださいね

TIPS 1　10か条の覚え方

10か条を覚えるための「語呂合わせ」を考えました。
この語呂合わせは、次のストーリーで覚えましょう。

人を驚かせることが大好きな、みちさん。トウガラシ入りのグミを作ってみました。できたグミは真っ赤で、見た目はイチゴのグミとそっくりです。

何も知らない弟にそしらぬ顔で「おいしいグミを作ったよ。食べる？」と勧めてびっくりするのを待っていましたが、食べた弟はにっこり笑って言いました。

「これ、おいしい。刺激がクセになるよ。みちグミだね」

「しげきがクセ！　みちグミ！」

この語呂合わせと10か条のキーワードは、次のように対応しています。

し：「絞る」（情報量を絞る）
げ：「現在地」（現在地を示す）
き：「記憶」（記憶に残りやすくする）
が：「概要」（はじめに概要を伝える）

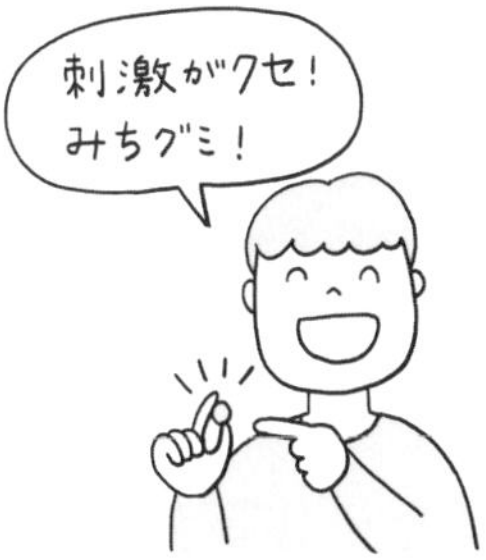

ク：「訓読み」（訓読みで伝える）
セ：「専門用語」（専門用語のトリセツ）

み：「短く」（一文を短くする）
ち：「知識のギャップ」（知識のギャップを乗り越える）
グ：「具体的」（具体的に説明する）
ミ：「3つ」（3つにまとめる）

「しげきがクセ！　みちグミ！」

TIPS ② あなたの“説明”こう変える！

～（2型）糖尿病について～

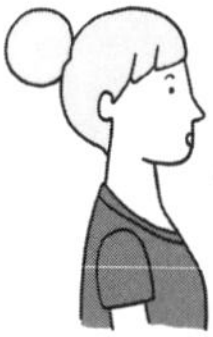

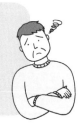

糖尿病とは、**血液中のブドウ糖**の量を示す**血糖値**が、普通よりも高くなっている状態をいいます。

健康な人では、膵臓から**分泌される**インスリンという**ホルモン**が、血糖値が**上昇**し過ぎないように**コントロール**しています。

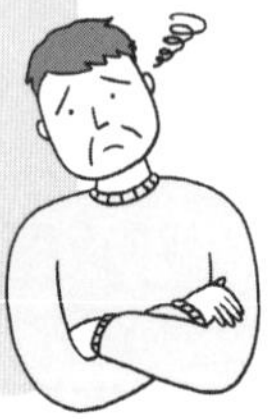

血液中の

→訓読みで「血液の中の」と伝えて親しみやすく。

ブドウ糖、血糖値

→「ブドウ糖」「血糖値」と文字を示して理解を促しましょう。

分泌される

→「出される」と訓読みで伝えたほうが入ってきやすい。

ホルモン

→焼肉のホルモンと区別するため、「（身体のはたらきを調節する）物質」に。

上昇

→「上がり」と訓読みに。

コントロール

→「調節」と日本語で伝えたほうがわかりやすい。

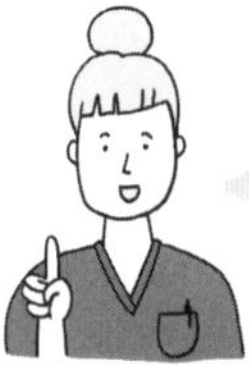

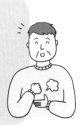

糖尿病とは、**血液の中のブドウ糖**の量を示す**血糖値**が、普通よりも高くなっている状態をいいます。

健康な人では、膵臓から**出される**インスリンという**物質**が、血糖値が**上がり**過ぎないように**調節**しています。

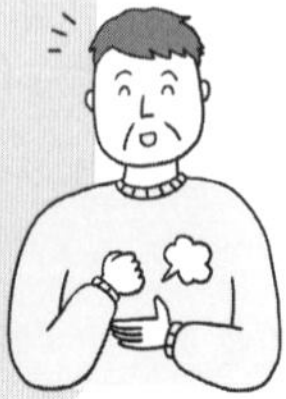

～減塩について～

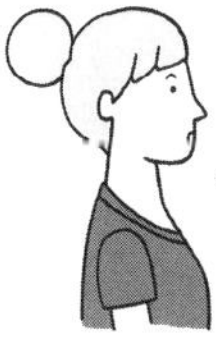

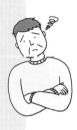

　塩分の取り過ぎは高血圧の原因になります。健康な人が目標とするべき**食塩摂取量**は、男性が1日7.5g未満、女性が1日6.5g未満と**されていますが**、高血圧の人は、1日6g未満を目標にすることが**推奨されています**。

　○○さんは血圧が高いので、普段から**減塩を心がける**ようにしてください。

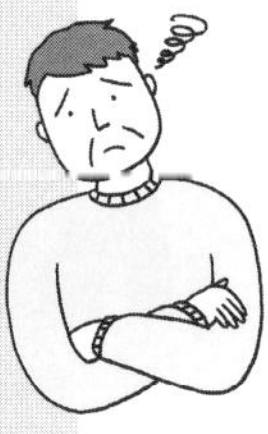

食塩摂取量

→「食塩の量」となじみのある伝え方を。

されていますが、

→「されています」と一度文を区切って、2つの文に分ける。

推奨されています

→「勧められています」と訓読みで伝えて親しみやすく。

減塩を心がける

→「塩分を控える」と患者や対象者になじみのある表現にする。
「心がける」では何をどれぐらい控えればよいのかわからないので、具体的に伝える。

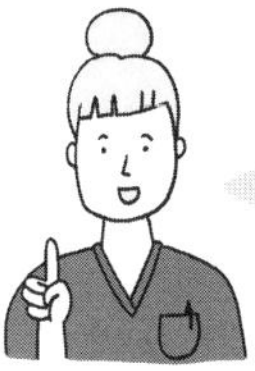

　塩分の取り過ぎは高血圧の原因になります。健康な人が目標とするべき**食塩の量**は、男性が1日7.5g未満、女性が1日6.5g未満と**されています。ただし**、高血圧の人は、1日6g未満を目標にすることが**勧められて**います。

　○○さんは血圧が高いので、普段から**塩分を控え目にしましょう**。例えば、**ラーメンやうどんのスープ（汁）は飲まないで残してください。**

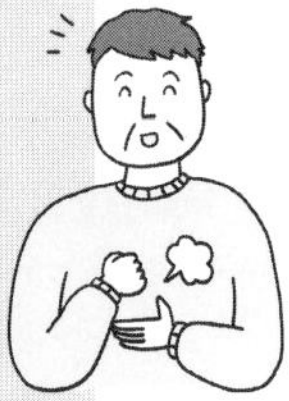

～脂質異常症の食事療法について～

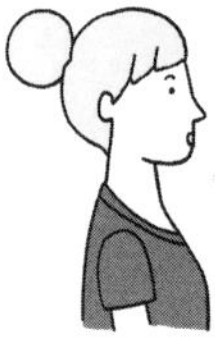

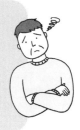

中性脂肪が高い場合の**食事療法**としては、まず、**糖質**とアルコールの**摂取を減らす**ことです。糖質を減らすには、ごはんやお菓子を減らし、甘い果物や甘い飲み物をできるだけ取らないようにすることです。サバやイワシなどの背中の青い魚を**積極的に食べる**のもお勧めです。

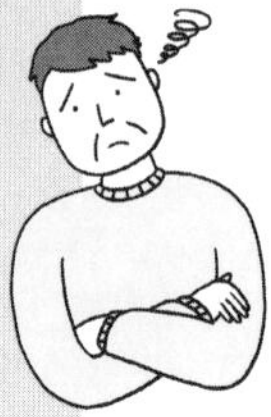

食事療法

→「食事」と表現して親しみやすく。

糖質

→「糖質」という文字を書いて見せて、意味を具体的に説明する。

摂取を減らす

→「量を減らす」と訓読みで伝えたほうが伝わりやすい。

積極的に食べる

→「1日1切れ」と具体的に表現する。

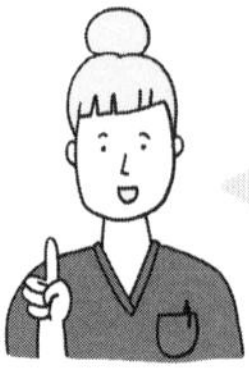

中性脂肪が高い場合の**食事**は、まず、**糖質**とアルコールの**量を減らす**ことです。**糖質というのは、お米や小麦粉、砂糖や甘い果物に含まれる栄養素の1つです。**糖質を減らすには、ごはんやお菓子を減らし、甘い果物や甘い飲み物をできるだけ取らないようにすることです。サバやイワシなどの背中の青い魚を**1日1切れ食べる**のもお勧めです。

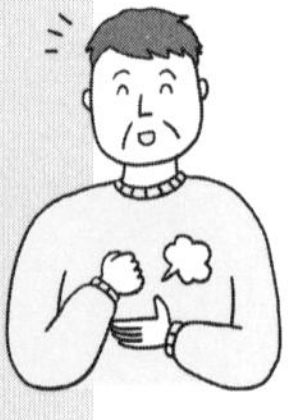

～たばこの害について～

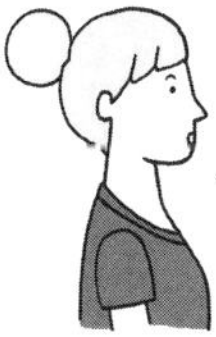

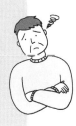

喫煙者は、いろいろな**疾患**の**リスクが高くなる**ことがわかっています。おもに、がん、脳卒中や**虚血性心疾患**などの循環器**疾患**、**慢性閉塞性肺疾患**などの呼吸器**疾患**があります。

他人のたばこの煙を吸わされてしまう受動喫煙によって、**非喫煙者**も肺がんや**虚血性心疾患**、脳卒中などの**リスクが高まります**。

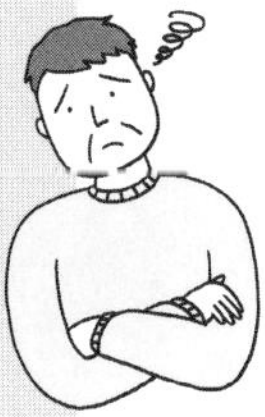

喫煙者

→「たばこを吸う人」と訓読みで伝えて親しみやすく。

疾患

→「疾患」よりなじみのある「病気」に言い換える。

リスクが高くなる

→「病気になりやすくなる」と言い換えて親しみやすく。

虚血性心疾患

→「狭心症」や「心筋梗塞」と認知度の高い用語に言い換える。

慢性閉塞性肺疾患

→同じく「肺気腫」や「慢性気管支炎」と認知度の高いと思われる用語に言い換える。

非喫煙者

→「たばこを吸わない人」と訓読みで伝えて親しみやすく。

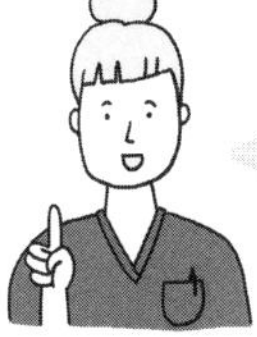

たばこを吸う人は、いろいろな**病気**に**なりやすくなる**ことがわかっています。おもに、がん、脳卒中や**狭心症**、**心筋梗塞**などの循環器の**病気**、**肺気腫**や**慢性気管支炎**などの呼吸器の**病気**があります。

他人のたばこの煙を吸わされてしまう受動喫煙によって、**たばこを吸わない人**も肺がんや**狭心症**、**心筋梗塞**、脳卒中などに**なりやすくなります**。

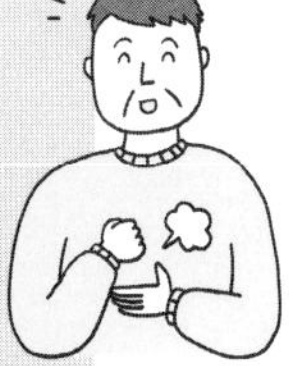

～適度な飲酒について～

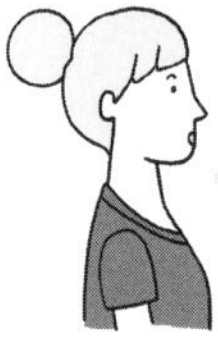

厚生労働省によると「節度ある適度な飲酒」とは、純アルコールで１日平均約20gとされています。**目安としては、ビール中瓶１本、日本酒１合、ウィスキーのダブル１杯です。**

ただし、女性や高齢者、**少量の飲酒で**顔が赤くなるような人は、この基準よりも少ない量の飲酒が適当だとされています。

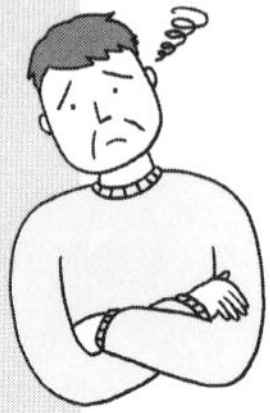

目安としては、ビール中瓶１本、日本酒１合、ウィスキーのダブル１杯です。

→焼酎しか飲まない人にはイメージしにくい目安。患者や対象者に「〇〇さんは、普段アルコールは何を飲むことが多いですか」と尋ねて、その答えに合わせて情報を提供する。

＊純アルコールで約20g
ビール中瓶（500mL）：1本、日本酒：1合、ウィスキー・ブランデー：ダブル1杯（原酒で60mL）、ワイン：200mL、焼酎（25度）：100mL、酎ハイ（350mL缶）：1本

少量の飲酒で

→具体的に「ビールをコップ1杯飲むだけで」と示してイメージを共有する。

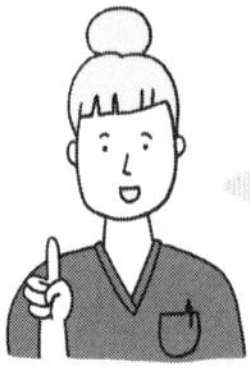

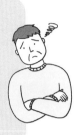

厚生労働省によると「節度ある適度な飲酒」とは、純アルコールで１日平均約20gとされています。**〇〇さんは、普段アルコールは何を飲むことが多いですか。**

ただし、女性や高齢者、**ビールをコップ１杯飲むだけで**顔が赤くなるような人は、この基準よりも少ない量の飲酒が適当だとされています。

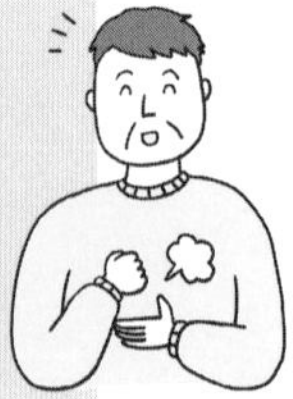

TIPS 3 言い換えリスト

患者指導や保健指導で患者や対象者に説明する場合に、言い換えたほうが伝わりやすい用語を50音順に示します。

【ウ】運動療法 → 運動による治療

【カ】改善する → 良くなる
肝機能 → 肝臓のはたらき

【キ】既往歴 → 今までにかかった病気
喫煙者 → たばこを吸う人
機能 → はたらき
胸部 → 胸（の）
虚血性心疾患 → 狭心症や心筋梗塞

【ケ】継続する → 続ける
減塩(する)→ 塩分を控える(こと)
減少 → 減ること
減量する → 体重を減らす

【コ】誤嚥 → 食べ物などが気管に入ってしまうこと
コントロールする → 調節する
困難 → 難しい

【サ】作用 → はたらき

【シ】疾患 → 病気
重篤 → 病気の状態が非常に悪いこと
上昇する → 上がる
食事療法 → 食事による治療
処方する → 薬を出す

【ス】推奨する → 勧める

【セ】摂取する → 取る

【チ】鎮痛剤 → 痛み止め

【テ】低下する → 下がる

【ト】頭部 → 頭（の）

【ナ】内服薬 → 飲み薬

【ヒ】非喫煙者 → たばこを吸わない人
病状 → 病気の状態

【フ】腹部 → お腹（の）
不眠 → 眠れない（こと）
分泌される → 出される

【ホ】ホルモン →（身体のはたらきを調節する）物質

【ヤ】薬物療法 → 薬による治療

【ヨ】予後 →（今後の）見通し

【リ】リスクが高くなる →（好ましくない状態に）なりやすくなる

TIPS 4 10か条に基づいた説明例

説明の枠組み

1. はじめに概要を伝える
2. 現在地を示しながら伝える
3. 記憶に残すため、説明の最後にポイントを繰り返す

説明をするうえで心がけること

1. なるべく専門用語を使わずに、専門的な事柄は小学生でもわかるように説明する
2. 情報量を絞って、一文を短くする
3. できれば3つにまとめて、訓読みで具体的に説明する

10か条に基づいた説明例

〜2型糖尿病について[19]5分で説明する場合〜

これから、糖尿病についてお話しします。

話の内容は、3つです。それは、「糖尿病とはどんな病気か」「糖尿病はなぜ治療しないといけないのか」「糖尿病の治療の方法」です。〈はじめに概要を伝える〉〈3つにまとめる〉

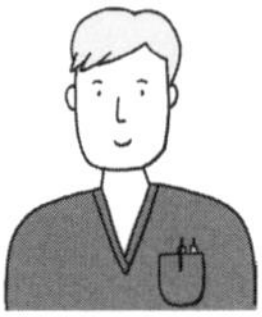

まず、1つ目の「糖尿病とはどんな病気か」について説明します。糖尿病とは、血液の中のブドウ糖が増えた状態をいいます。

糖尿病の人は、健康な人に比べて、血液の中のブドウ糖を減らす力が弱いのです。その結果、血液の中のブドウ糖が増えてしまいます。血液の中のブドウ糖を減らす力が弱くなる原因として、遺伝と食べ過ぎ、運動不足があります。

ところで、この〝血液の中のブドウ糖〟という言葉ですが、「血」と「糖」の文字を取り出して、それをつなげて、「血糖」と呼びます。〈文字で示して記憶に残りやすくする〉

これで、1つ目の「糖尿病とはどんな病気か」についての説明は終わりです。

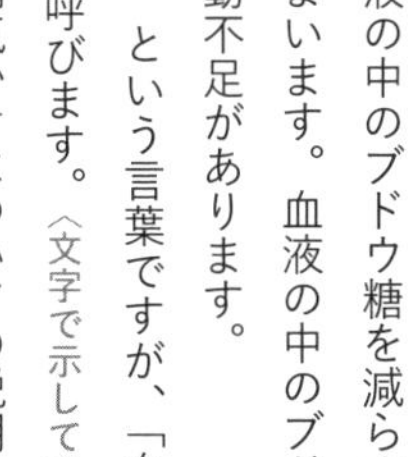

次に、2つ目の「糖尿病はなぜ治療しないといけないのか」について説明します。〈現在地を示す〉糖尿病を治療しなければいけない理由は、糖尿病で血糖が何年間も増えたままになっていると、血管が傷ついたり、血管が詰まったりしてしまうからです。

糖尿病で血管が傷ついて起きる病気には、眼と腎臓と神経の病気があります。

これらの病気が進んでしまうと、眼が見えなくなったり、尿が出にくくなって体がむくんだり、足を切断しなくてはいけなくなることもあります。〈具体的に説明する〉

糖尿病で血管が詰まる病気には、脳と心臓と足の病気があります。脳の血管が詰まると脳梗塞、心臓の血管が詰まると心筋梗塞、足の血管が詰まると足を切断しなくてはいけなくなることもあります。

しかし、きちんと治療をして血糖を増やさないようにしておけば、これらの病気にならずにすみ、仮になってしまったとしても、軽い状態で抑えることができます。

ですから、糖尿病を治療する必要があるのです。

これで、2つ目の「糖尿病はなぜ治療しないといけないのか」についての説明は、終わりです。

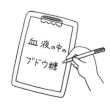

最後に「糖尿病の治療の方法」について説明します。〈現在地を示す〉先ほど、糖尿病で血糖が増える原因は、遺伝と食べ過ぎ、運動不足であると言いました。

つまり、糖尿病の治療の基本は、食事と運動です。

糖尿病の食事の基本は、食べ過ぎないということです。どれぐらい食べればよいかは、普段、身体を動かしている量や身長、肥満の程度によって決まります。

糖尿病の人に勧める運動は、ゆっくりと長い時間続けられる運動です。例えば、散歩やジョギング、水泳などです。理想は毎日運動することですが、最低でも週3日は運動する必要があります。時間の目安は、1回20～60分、1週間に150分以上です。〈具体的に説明する〉

食事と運動による治療をしても血糖が十分に減らない場合は、薬が必要になります。薬には飲み薬と注射があります。

これで、「糖尿病の治療の方法」についての説明は終わりです。〈現在地を示す〉

なお、血液検査でわかる血糖の値を「血糖値」と呼びます。〈文字で示して記憶に残りやすくする〉糖尿病では、血糖・血糖値という言葉をよく使いますので、しっかりと覚えておいてください。

今日のお話を簡単におさらいしますね。〈記憶に残りやすくする〉

まず、「糖尿病とはどんな病気か」というと、血糖が増えた状態を言います。原因として、遺伝と食べ過ぎ、運動不足があります。

「糖尿病はなぜ治療しないといけないのか」というと、血糖を何年間も増えたままにしておくと、眼と腎臓と神経の病気、それから脳梗塞や心筋梗塞などになりやすくなるからです。
「糖尿病の治療の方法」としては、食事と運動が基本です。食事は食べ過ぎないようにすること。運動は散歩やジョギング、水泳などをすること。食事と運動による治療をしても血糖値が十分に下がらない場合は、薬が必要になるということです。

全体を通して、わからないことやお聞きになりたいことはありませんか？

説明の後に、説明文の内容をまとめた資料を渡して、後で読んでもらうようにするとさらによいでしょう。

TIPS 5 PART1&PART2のまとめ

PART1「説明」について、知っておいてもらいたいこと

1. 何のために説明するのか?
説明は、患者や対象者によく理解してもらうためにする
・説明する場合は、常にこの説明の目的を忘れないこと。
・説明するうえで判断に迷うことがあれば、この説明の目的を基準にして判断する。

2. 説明に必要な3つの心構え
①主役は患者や対象者である
②わかりやすさを判定するのは、患者や対象者である
③わかりづらい説明の責任は、自分にある

3. 口頭での説明の3つのハンデ
①スピードをコントロールできない
②情報がすぐに消えてしまう
③言葉の意味を推測できない

4. 説明者が陥りやすいワナ
ある事柄について知識がある人は、その事柄について知識がないという状態がどういうものか、想像しにくく

なってしまう。

患者指導や保健指導である事柄について説明をする場合、あなたがこの状態に陥ると、その事柄について知らない患者や対象者に、わかりやすく説明することが難しくなる。

5. 記憶してもらわなくてはいけない

「人間は忘れる生き物である」

患者指導や保健指導で説明をする場合、説明した内容を患者や対象者に記憶してもらうための工夫が必要である。

PART2 わかりやすく説明するための10か条

1. はじめに概要を伝える

はじめに説明の概要を伝えることによって、患者や対象者は話の全体像がわかるようになる。それにより、次の2つのメリットが得られる。

①安心して説明を聞ける
②説明の終わりがわかる

2. 一文を短くする

「〜で」「〜ですが」などの、文と文を切れ目なくつなぐ言葉を多用しない。
「1つの文では、1つのことだけ伝える」という方法もある（「一文一義」）。

3. 具体的に説明する

患者指導や保健指導で説明をする場合は、患者や対象者がはっきりイメージできるように説明する。

具体的に説明する方法として、次の3つがある。

①特定する

②数字で表す

③なじみのあるもので表す

4. 情報量を絞る

情報は、重要度の点から次の2つに分けることができる。

①知らないと困る情報

②知らなくても困らない情報

患者指導や保健指導で情報を伝える場合は、まずは、患者や対象者が知らないと困る情報に絞って伝える。

5. 知識のギャップを乗り越える

方法として、次の3つがある。

①患者や対象者が「わからない」ことを自分がわかっていないと意識する

②患者や対象者の立場になって想像してみる

③小学生でもわかるように説明する

6. 現在地を示す

患者指導や保健指導で説明をする場合は、「今、説明していることは、全体のこのあたりです」と、そのつど患者や対象者に伝える。

7. 訓読みで伝える

同じ意味の言葉でも、訓読みのほうが意味が強く伝わりやすい。
患者指導や保健指導で説明をする場合は、基本的に訓読みを使うようにする。

8. 3つにまとめる

患者指導や保健指導で説明をする場合は、できれば、項目やポイントを3つにまとめる。

理由は、
①「マジックナンバー3」の法則
②聞く気になる
③覚えやすい

9. 記憶に残りやすくする

患者指導や保健指導で説明した内容を患者や対象者の記憶に残りやすくするには、次の3つの方法がある。
①何度も繰り返す
②視覚化する

③メモや資料を渡す

10. 専門用語のトリセツ

1. 専門用語とその問題点

患者指導や保健指導で説明をする場合に、患者や対象者が知らない専門用語を使ってしまうと、患者や対象者は説明の内容がわからなくなってしまう。

2. 医療・保健分野の専門用語

医療と保健分野で使われる用語は、専門用語のオンパレードである。

医療・保健スタッフの職種にかかわらず使用されていると思われる専門用語は、便宜上、次の3つに分けられる。

①病名
②検査名
③その他

3. 専門用語のトリセツ

①専門用語を使ったほうが伝わる場合
↓専門用語を使って説明する。
②専門用語を言い換えたほうが伝わる場合
↓専門用語を使わずに、一般用語に言い換えて説明する。

MEMO

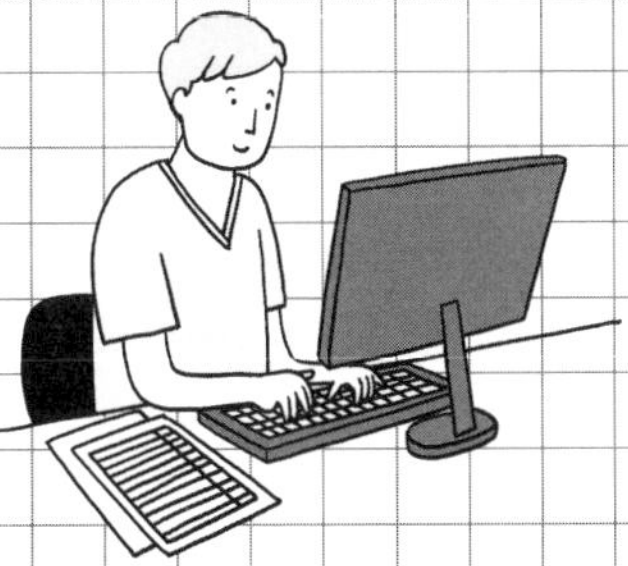

引用・参考文献

1. 新村出（編）『広辞苑 第7版』岩波書店、2018
2. 木暮太一『学校で教えてくれない「分かりやすい説明」のルール』光文社、2011
3. 福田健『説明力「その説明は、わかりやすい！」と言われる話し方』海竜社、2015
4. 内山辰美『わかりやすい！と言われる「説明」の技術』あさ出版、2005
5. チップ・ハースほか『アイデアのちから』日経ＢＰ社、2008
6. 池上彰『わかりやすく〈伝える〉技術』講談社、2009
7. 五十嵐健『言いたいことが確実に伝わる 説明力』明日香出版社、2014
8. 竹内薫『教養バカ わかりやすく説明できる人だけが生き残る』ＳＢクリエイティブ、2017
9. 鶴野充茂『「何が言いたいの？」ともう言わせない！説明の技術見るだけノート』宝島社、2019
10. 車塚元章『仕事のできる人が絶対やらない説明の仕方』日本実業出版社、2019
11. 吉田たかよし『「分かりやすい話し方」の技術 言いたいことを相手に確実に伝える15の方法』講談社、2005
12. 漢字文化資料館『漢字Ｑ＆Ａ〈旧版〉：漢字にはなぜ音読みと訓読みがあるのですか？』
https://kanjibunka.com/kanji-faq/old-faq/q0007/（2023年1月参照）
13. 言葉の救急箱『「音読み」「訓読み」はどう違う？ 漢字の歴史から知る特徴や見分け方』
https://99bako.com/4537.html（2023年1月参照）
14. 国立国語研究所『医療者に対する用語意識調査：Ｑ１の集計結果（医師）』
https://www2.ninjal.ac.jp/byoin/tyosa/yogo/situmon/zuhyo/yogo-q1.html（2023年1月参照）

15. 国立国語研究所『医療者に対する用語意識調査：Ｑ１の集計結果（看護師・薬剤師）』
https://www2.ninjal.ac.jp/byoin/tyosa/yogo/situmon/zuhyo/yogo-q1-2.html（2023年1月参照）
16. 国立国語研究所『非医療者に対する理解度等の調査：認知率・理解率の集計表（a-1）』
https://www2.ninjal.ac.jp/byoin/tyosa/rikai/situmon/zuhyo/rikai-a1.html（2023年1月参照）
17. 国立国語研究所「病院の言葉」委員会（編著）『病院の言葉を分かりやすく 工夫の提案』勁草書房、2009
18. 国立国語研究所「病院の言葉」を分かりやすくする提案
https://www2.ninjal.ac.jp/byoin/teian/teiango-itiran/sakuin-zentai/（2023年1月参照）
19. 日本糖尿病学会（編・著）『糖尿病治療の手びき 2020 改訂第58版』南江堂、2020

【著者紹介】

松本 千明（まつもと ちあき）

北海道立旭川高等看護学院非常勤講師
医学博士・公衆衛生学修士

1989 年	札幌医科大学医学部卒業
1989 ～ 1991 年	札幌徳洲会病院勤務
1991 ～ 1996 年	自治医科大学内分泌代謝科勤務
1996 ～ 1999 年	徳田病院内科外来非常勤勤務
1999 年	大阪府立看護大学医療技術短期大学部臨床栄養学科卒業
2001 年	ミシガン大学公衆衛生大学院健康行動健康教育学科修士課程修了
2009 年～	現職

医療・保健スタッフを対象に、講演と執筆活動も行う。

【おもな著書】
健康行動理論関連
『医療・保健スタッフのための 健康行動理論の基礎 生活習慣病を中心に』
『医療・保健スタッフのための 健康行動理論 実践編 生活習慣病の予防と治療のために』
『やる気を引き出す 8 つのポイント 行動変容をうながす保健指導・患者指導』
『保健指導・患者指導のための 行動変容 実践アドバイス 50』

ソーシャル・マーケティング関連
『保健スタッフのための ソーシャル・マーケティングの基礎』
『保健スタッフのための ソーシャル・マーケティング 実践編 行動変容をうながす健康教育・保健指導のために』
『行動変容のための 健康教育パワーアップガイド 効果を高める 32 のヒント』
（いずれも、医歯薬出版株式会社）

【ホームページ】
http://cmkenkou.life.coocan.jp/

患者指導《かんじゃしどう》・保健指導《ほけんしどう》 説明《せつめい》10か条《じょう》
―「わかりづらい」のはあなたのせいだった!?

2023年3月1日発行　第1版第1刷

著　者　松本《まつもと》 千明《ちあき》
発行者　長谷川 翔
発行所　株式会社メディカ出版
〒532-8588
大阪市淀川区宮原3－4－30
ニッセイ新大阪ビル16F
https://www.medica.co.jp/
編集担当　森田清香
編集協力　伊与田麻理萌
装　幀　原田恵都子（Harada+Harada）
イラスト　引野晶代
組　版　株式会社明昌堂
印刷・製本　日経印刷株式会社

ISBN978-4-8404-8163-2　Printed and bound in Japan

当社出版物に関する各種お問い合わせ先（受付時間：平日9：00～17：00）
●編集内容については、編集局 06-6398-5048
●ご注文・不良品（乱丁・落丁）については、お客様センター 0120-276-115